Peter Bolen

Quanten und die Kunst der Heilung

Gewidmet meinen Kindern

Nina, Raphael, Larissa, Maximilian, Nikolaus und Gabriele.

Peter Bolen

Quanten
und die Kunst der Heilung

Verlag des Biographiezentrums

Impressum

Heinrich Ottgasse 2c
A-2361 Laxenburg

E-Mail: bolen@kabsi.at
www.bolen.at.tf

Gestaltung und Vertrieb:

Verlag des Biographiezentrums
Welden 18
D 86925 Fuchstal

Tel. (0049) 082 43 / 99 38 46
Fax (0049) 082 43 / 99 38 47
E-Mail: info@biographiezentrum.de

Druck: AZ Druck und Datentechnik GmbH, Kempten (Allgäu)
1. Auflage, März 2011

ISBN 978-3-940210-54-8

Inhaltsverzeichnis

Dank

Meine Frau Silvia hatte die Aufgabe, den Rohentwurf des Buches zu durchforsten. Ihre schwierige Aufgabe war es, mich an den Stellen zu konfrontieren, wo ich mich ihrer Meinung nach zu weit vom Leser entfernt hatte. Wo ich Wissenschaft und Spiritualität durchmischte und nicht auf Übergänge deutlich genug hinwies. Dieser Prozess erinnert mich an die Zeit, als ich ihr, einer gebürtigen Brasilianerin, in Österreich Skifahren beibrachte. Freunde warnten mich, es würde zu einer Krise führen, wenn der eigene Mann der Skilehrer wäre. Nun, es kam zu einer kleinen Krise, doch meine Frau lernte mit achtunddreißig Jahren nach einer Woche Skifahren.

Ähnliche Bedenken kamen mir, als ich meine Frau bat, den Text kritisch durchzulesen. Es war manchmal nicht einfach für mich, ihre Kritik anzunehmen und sie nur auf den Text zu beziehen. Zu einer Krise ist es dennoch nicht gekommen und das Buch bekam den ersten Schliff, den es gebraucht hat.

Mein Dank geht an Prof. Dr. Kurt Finger, Pädagoge, Psychotherapeut und Religionswissenschaftler, der mir über Jahre ein unersetzlicher Freund und Gesprächspartner gewesen ist. Er ist es, der mich als Lektor dieses Buches dazu gebracht hat, Begriffe schärfer zu definieren und apodiktische Aussagen zu vermeiden. Wenn er meine Hypothesen auch nicht immer teilen konnte, half er mir zumindest dadurch, dass er sie im Sinne Karl Poppers falsifiziert hat.

Letztlich danke ich meiner Kollegin und lieben Freundin, der klinischen Psychologin Mag. Irene Staringer, die mich bei der Erforschung der Welt der Quantenheilung auf langen Strecken begleitet hat. Manches Mal zögernd, doch immer liebevoll ermunternd. Auch sie hat den Text ausführlich durchgesehen und ihn nicht nur bezüglich der Rechtschreibung, sondern auch stilistisch korrigiert.

Einleitung

Seit mehr als 40 Jahren bin ich als Neurologe, Psychiater und Psychotherapeut tätig. Ich bin Gründer einer psychotherapeutischen Lernmethode, die ich Emotionale Reintegration nenne. Es geht dabei um die Wiedereingliederung (Reintegration) verdrängter und abgespaltener Emotionen auf der Grundlage der Gelenksarbeit. Dies ist ein spezieller, von mir entwickelter Ansatz in der Psychotherapie. Aufgrund von Reflexbögen besteht eine Verbindung zwischen den einzelnen Gelenken und dem emotionalen Zentrum im Gehirn, dem limbischen System. Durch sanfte, passive Bewegungen in den einzelnen Gelenken, die jeweils mit einem anderen Körpersegment in Verbindung stehen, können frühe und früheste Traumen, die im Körper gespeichert sind, an die Oberfläche kommen, um psychotherapeutisch bearbeitet zu werden. Der körperorientierte Ansatz in der Psychotherapie ist besonders wichtig, wenn das erlittene Trauma in einer Zeit geschah, in der das Kind noch keine Sprache entwickelt hatte. Also vor dem dritten Lebensjahr. Traumen aus dieser Zeit, bis zurück in die Zeit des Embryonalstadiums, sind durch Worte nicht abrufbar, durch Assoziationen nicht erreichbar.

Meinen Studenten habe ich stets gesagt, dass die Medizin – Ars medicina, wie sie auch genannt wird – und analog die Psychotherapie beide zur einen Hälfte aus Wissenschaft und zur anderen Hälfte aus Kunst bestehen. Der Begriff Ars medicina wurde ursprünglich mit „Heilkunst“, heute häufiger mit dem Wort „Heilkunde“ übersetzt.

In früheren Publikationen habe ich mich stark auf die Kunde, das Wissen, die Wissenschaft bezogen. In diesem Buch möchte ich den Schwerpunkt auf die Kunst des Heilens legen.

Das Wort „Kunst“ bezeichnet im weitesten Sinn jede entwickelte Tätigkeit, die auf Wissen, Wahrnehmung, Vorstellung und Intuition gegründet ist.

Aus psychologischer Sicht ist Kunst Projektion, da ja ein Kunstwerk keine bloße Wiedergabe von äußeren oder inneren Sinneseindrücken ist, sondern das Ergebnis eines Prozesses darstellt, der auf persönlicher Wahrnehmung und Form des Ausdrucks beruht. Ein Gemälde ist keine Photographie, wobei bereits eine Photographie die Natur nicht so darstellt wie sie ist, sondern wie der Photograph sie sieht. Der Künstler hebt die Dinge hervor, die ihm aufgrund seiner Erfahrungen bedeutsam erscheinen. Bildlich gesprochen unterstreicht er sie und setzt dahinter ein Rufzeichen. Dazu passt der Ausspruch von Picasso, der gemeint hat: „Kunst ist Übertreibung!"

Diese Dinge können bei einem Bild zum Beispiel die Farben, die Formen, die Bewegung, die Vernachlässigung der Perspektive oder das Weglassen von Details sein. Das Kunstobjekt trägt immer, bewusst oder unbewusst, Anteile des Künstlers in sich und ist von diesem nicht abstrahierbar.

Psychotherapeutische Schulen und Kunstschulen (Kunstakademien, Malerakademien) haben Gemeinsamkeiten. Sie sind Biographien oder Autobiographien starker Persönlichkeiten. Deshalb kam und kommt es immer wieder zu Abspaltungen innerhalb der Schulen, wenn Lehrer es nicht dulden, dass Schüler ihren eigenen Ausdruck suchen. Ich ermuntere die Teilnehmer meiner Ausbildungen immer, die für sie brauchbaren Anteile meines persönlichen Ansatzes in ihre Arbeit aufzunehmen, sie zu assimilieren (zu verdauen) und dann in etwas Eigenes umzuwandeln. Schüler sollten nicht um der „reinen Lehre" willen Kopien des Lehrers werden. Ich persönlich freue mich sagen zu können, dass keiner meiner Schüler so arbeitet wie ich.

Kreativität ist ein weiterer Wesenskern der Kunst. Was den Menschen unter anderem von einem Computer unterscheidet, ist die Fähigkeit zur Kreativität. Computer arbeiten mit Kontinuität. Sie reihen einfach die Symbole 0 und 1 aneinander, ohne aus diesem linearen Prozess ausbrechen zu können. Sie verspüren keinen Impuls zum Intuitiven, Experimentellen, keinen Drang nach neuen Entdeckungen. Kreativität ist Diskontinuität (Goswami, 2006), der Sprung aus gewohnten Bahnen in das Unerwartete. Meine Aufgabe ist es, die Kreativität meiner Schüler zu unterstützen, damit sie ihren eigenen Weg entsprechend ihren Begabungen gehen können. Wenn es Hand in Hand mit mir sein sollte, freut es mich natürlich.

Die gleichen Überlegungen, die ich für die Medizin und die Psychotherapie angestellt habe, gelten auch für andere Heilmethoden. Als Arzt bin ich es gewohnt, von Patienten zu sprechen. Ich bitte die Leserin und den Leser, die keine Mediziner sind, das Wort Patient für sich durch das Wort Klient oder Behandelter zu ersetzen.

Im Bereiche der Heilkunst werde ich in diesem Buch den Schwerpunkt auf die Wahrnehmung richten.

Zur geläufigen Definition der Wahrnehmung möchte ich hinzufügen, dass ich diesen Begriff weiter fasse, als das Erfassen der Umwelt und der subjektiven Innenwelt durch die Sinne.[1] Ich füge auch die nicht durch unser Denken verarbeiteten Sinnesreize hinzu. Zum Beispiel Geruchswahrnehmungen von Körperduftstoffen, den sogenannten Pheromonen, die ohne bewusst wahrgenommen zu werden, einen Einfluss auf unser Verhalten, z. B. auf unseren Sexualtrieb, haben. Bei der Untersuchung, welche Faktoren für die Wahl eines Sexualpartners ausschlaggebend sind, wurde experimentell festgestellt, dass die unbewusste Wahrnehmung dieser Geruchsstoffe einen wesentlichen Grund für die Auswahl darstellt. Am meisten fühlen wir uns zu Partnern hingezogen, die einen möglichst verschiedenen genetischen Code besitzen, und dies können wir tatsächlich, ohne es zu merken, riechen.

Weiterhin beziehe ich mich auf Wahrnehmungen, die unreflektiert sofort durch vorgefasste Überzeugungen gefiltert werden, also empfangene Informationen, die wir als unverständlich abtun, als Phantasien, als unsinnigen Ausschuss unserer Gedanken.

Im spirituellen Bereich finden diese Phänomene Beachtung und sie werden als übersinnlich bezeichnet. Als bekanntes Beispiel möge das Pfingstwunder aus der Bibel dienen, bei dem die Apostel durch den Heiligen Geist mit der göttlichen Matrix verbunden waren und plötzlich in vielen Sprachen reden konnten[1]. Sie konnten auf einmal etwas wahrnehmen, wozu sie bislang keinen Zugang gehabt hatten.

---

[1] Lk 24, 49. Der Geist Gottes kam als Kraft aus der Höhe.

Es gibt außersinnliche Wahrnehmungen an Voraussagen über die Zukunft (Präkognition) und Informationen über Geschehnisse, die gleichzeitig an weit entfernten Ort stattfinden – jene Formen von Wahrnehmungen, die die meisten Menschen als nicht existent betrachten, weil sie selbst diese Erfahrung (noch) nicht gemacht haben.

Das Boundary Institute der Princeton University in den USA hat eine Technologie entwickelt, mit der man menschliches Bewusstsein aufzeichnen kann. Seit 1998 läuft das sogenannte globale Bewusstseinsprojekt (GCP). Durch vierzig Messstationen, die weltweit verteilt sind, werden laufend Bewusstseinsfelder gemessen, die dadurch entstehen, dass viele Menschen gleichzeitig auf besondere Ereignisse reagieren. Dies können zum Beispiel politische und sportliche Großereignisse oder auch Katastrophen sein.

Ein bemerkenswertes Messergebnis brachte der Terroranschlag auf die Zwillingstürme in New York am 9. September 2001. Nicht nur, dass an diesem Tag in New York der Ausschlag des Messgerätes massiv war, sondern dass bereits am Tag vorher sehr starke Ausschläge gemessen wurden. Das bedeutet, sehr viele Menschen haben schon am 8. September unbewusst wahrgenommen, dass am 9. September etwas Dramatisches geschehen wird.

Als Anekdote möchte ich hier auf die Worte Freuds hinweisen, der an seinem Lebensende angeblich Jung gegenüber gesagt haben soll, wenn er nochmals auf die Welt käme, würde er sich nicht der Psychoanalyse, sondern der Parapsychologie widmen.

Ferner werde ich über Wahrnehmungen der sogenannten somatischen Resonanz berichten. Dies ist die Bezeichnung für körperliche Reaktionen, die der Behandler während seiner Arbeit empfindet, die nicht auf ein Ungleichgewicht in seinem eigenen Organismus hinweisen, sondern auf eines im Körper des Patienten. Ich schule in meiner Lehrtätigkeit als Körperpsychotherapeut meine Studenten darauf, auf diese Phänomene besonders zu achten, da sie uns Hinweise über die körperliche Befindlichkeit des Patienten liefern, selbst wenn dieser sie nicht anspricht oder sich ihrer im Augenblick nicht bewusst ist.

Ein Beispiel: Ein Patient spricht emotionslos über die Demütigungen, die er durch seinen Vater in der Kindheit erlebt hat. Wenn man nicht auf den Inhalt der Worte hörte, sondern nur auf ihre Melodie, so könnte man meinen, dass es sich bei den monotonen Sätzen um einen Wetterbericht handelt. Der Behandler spürt während des Gesprächs einen aufsteigenden Druck in seinem Bauch und fragt den Patienten: „Könnte es sein, dass der Druck im Bauch, den ich gerade als Zuhörer empfinde, etwas mit Ihnen zu tun hat? Vielleicht mit Ärger, den Sie empfinden, während Sie mir Ihre Kindheitserinnerung erzählen?"

Die Kunst des Heilens zeigt sich an Beispielen, die fast jeder schon einmal bei einem Spitalsaufenthalt, entweder als Arzt oder als Patient, beobachtet hat. Wenn ein Patient in einem Spital regelmäßig Injektionen erhält, tritt oft folgendes Phänomen auf: Obwohl es sich täglich wiederkehrend um das gleiche Medikament handelt, ist die Wirkung an einem Tag stärker und an einem anderen Tag schwächer ausgeprägt, je nachdem, welcher Stationsarzt es dem Patienten verabreicht. Die Mediziner nennen dieses Phänomen scherzhaft „die Droge Arzt", ohne aus diesen Beobachtungen Konsequenzen zu ziehen. Es handelt sich dabei aber um einen wichtigen Teil der Behandlung. Der Erfolg dieser Behandlung hängt von der klaren Absicht des Behandlers, seiner Präsenz und seiner Beziehung zum Patienten ab, wobei es bei der beschriebenen Form des Heilens, der Injektion, zu einer tatsächlichen Behandlung gekommen ist, also zu einer Berührung durch die Hand des Arztes, was immer seltener in der technisierten Medizin der Fall ist.

Zur Heilkunst gehört auch das Verständnis der therapeutischen Beziehung. Sie findet auf der bewussten und unbewussten Ebene statt. Je mehr der Behandler seine Aufmerksamkeit auf diese Form der Beziehung lenkt, desto größer wird der Behandlungserfolg sein. Seine Wahrnehmung sollte sich besonders auf die noch nicht angesprochenen Inhalte der Beziehung, auf Projektionen und die in der Psychoanalyse sogenannte Übertragung[2] und Gegenübertragung[3] richten.

---

[2] Bezeichnet in der Psychoanalyse den Vorgang, wodurch die unbewussten Wünsche an bestimmten Objekten [der Gefühle] […] aktualisiert werden. (Laplanche & Pontalis 1996: S. 550)

[3] Die Gesamtheit der unbewussten Reaktionen des Analytikers auf die Person des Analysanden und ganz besonders auf dessen Übertragung. (Ebd.: S. 164)

Eine Therapie kann daran scheitern, dass der Behandler auf den Patienten abwehrend reagiert. Er verurteilt bestimmtes Benehmen, stößt sich am Äußeren seines Gegenübers, erträgt nicht bestimmtes Verhalten. Dies bedeutet, dass er bei sich diese Anteile, weil sie ihn so stören, unbewusst nicht akzeptiert hat und daher abwehren muss. Erst wenn er durch Selbsterkenntnis diese Teile bei sich selbst angenommen und integriert hat, kann er sich dem Patienten gegenüber öffnen und ihm seine liebevolle, wertschätzende Aufmerksamkeit zur Verfügung stellen. Dazu ein Beispiel aus dem Filmklassiker *Die zehn Geschworenen* mit Henry Fonda: Ein Geschworener fordert die Todesstrafe des Angeklagten und will über den Sachverhalt nicht diskutieren. Er ist wütend und möchte ihn bestraft sehen. Erst durch das Aufdecken der Wut auf seinen eigenen missratenen Sohn, einen starken emotionalen Ausbruch, der von den anderen Geschworenen mit Verständnis und Sympathie geteilt wird, öffnet er sich weiteren Überlegungen in seiner Rolle als Geschworener.

Ich werde im Weiteren auch über die Selbstregulation sprechen, da ohne die Kenntnis dieses Phänomens der Heilungsprozess unverständlich bleibt. Die Selbstregulation ist die Grundlage jeder Heilmethode. Als Beispiel möge ein chirurgischer Eingriff dienen: Der Chirurg schneidet bei einem Eingriff den Körper auf, näht ihn provisorisch zu und wartet darauf, dass er von selbst zuwächst. Dies geschieht aufgrund der Selbstregulation.

Unser Organismus hat die Fähigkeit, sich selbst wieder in ein gesundes Gleichgewicht zu bringen, welches er durch Blockierungen oder andere Störungen in seinem Energiefluss verloren hat. Ist dies nicht möglich, brauchen wir die Intervention eines anderen Menschen, um unser Gleichgewicht wiederzufinden. Diese zweite Person, der Behandler, richtet seine Wahrnehmung auf diese Störung des Energieflusses des Patienten. Der Behandler wirkt wie ein Spiegel, in dem der Patient sich sehen kann. Dies wirkt als Auslöser für die Selbstregulation des Organismus. Bei der Quantenheilung wirken die Intention und die Verbindung des Behandlers mit dem Potenzial als Trigger. Es kommt dabei zum sogenannten Wellenkollaps. Auf die Begriffe Potenzial und Wellenkollaps werde ich im Folgenden noch genauer eingehen.

Ich habe ausführlich über Selbstregulation in meinem Buch *Emotionale Reintegration – der sanfte Weg* geschrieben (Bolen 2006: S. 27ff.) und werde auch im Kapitel „Selbstregulation, die Grundlage der Heilung" mehr darüber berichten.

Heilungen geschehen oft augenblicklich. Zur Erklärung dieses Phänomens möchte ich aus der Quantenphysik den Begriff des Quantensprungs heranziehen.

Es handelt sich um einen plötzlichen Übergang von einem physikalischen Zustand in einen anderen, zum Beispiel der Sprung eines Elektrons in eine höhere Bahn, wenn ein Energiequant absorbiert wird. Wenn dieses Energiequant, zum Beispiel ein Photon, wieder abgegeben wird, springt das Elektron wieder auf die tiefere Umlaufbahn. Dabei ist wichtig, dass Zwischenzustände nicht existieren und bei dem Sprung keine messbare Zeit vergeht. Dies steht im Gegensatz zur klassischen Physik, die postuliert hat, dass in der Natur alle Abläufe kontinuierlich sind (natura non saltat).

Auf diese Möglichkeit der augenblicklichen Heilung sollten wir und der Patient unsere Aufmerksamkeit richten. Wenn wir dem Patienten während des Erstgesprächs auf seine Frage nach der Dauer der Therapie antworten, die Behandlung wird, statistisch gesehen, mindesten zwei Jahre dauern, bis sich der Erfolg einstellt, wird die Behandlung mit großer Wahrscheinlichkeit zwei Jahre dauern. Es gibt aber diese von der Medizin „Spontanheilung" genannten Phänomene, für die wir bereit sein sollten. Denn damit ist die Wahrscheinlichkeit größer, dass solch eine Spontanheilung eintritt. Durch unsere Erwartung beeinflussen wir das Ergebnis.

Die Gemeinsamkeit der Quantenphysik mit der Kunst des Heilens bei der Quantenheilung sind die überraschenden Effekte die Augenblicklichkeit, die Paradoxie, der provokante Ansatz und das Verständnis der Dualität von Teilchen und der Welle. Diese wurde erstmals am Doppelspaltexperiment (siehe weiter unten) an der kleinsten Lichteinheit, dem Photon, bewiesen.

In der Anwendung der Quantenheilung geschieht der Anstoß zur Selbstregulation durch die geschärfte Wahrnehmungsfähigkeit des Behandlers. Mittels dieser nimmt er jede brauchbare Information aus dem uns alle umgebenden Feld auf. Es handelt sich bei dem Feld um eine unendliche Informationsfülle, die sogenannte

Matrix. Anders ausgedrückt, zapft der Behandler mit seiner Intention diese riesige Datenbank an, um sich die benötigte Information, die er zur Heilung braucht, zu holen. Wie wir uns mit der Matrix, dem Potenzial verbinden, wird im Kapitel „Die konkrete Anwendung der Quantenheilung“ weiter ausgeführt. Durch die Absicht zur Heilung kollabiert der Wellenzustand aller Möglichkeiten in eine konkrete Realität. Wir sagen dazu, abgekürzt in der Sprache der Physik: „Die Welle kollabiert.“

Dieser Ausdruck meint die Verwandlung der Welle in ein Teilchen. Aus einer Möglichkeit wird eine Wirklichkeit. Dies geschieht eben durch Messung, Wahrnehmung und der auf die Heilung gerichteten Intention. Es tritt ein Zustand im Hier und Jetzt ein, der messbar ist, wo er vorher nur als Welle in der sogenannten Superposition, also nicht lokalisierbar, existierte. Hierzu nehme ich im Kapitel „Das Erklärungsmodell der Heilung durch die Quantenphysik“ ausführlich Stellung.

Wahrnehmungsfähigkeit des Behandlers meint das Vermögen, über spezifische Rezeptoren unseres Gehirns – ich nenne sie unsere Antenne – aus dem Umfeld Information zu empfangen; die Fähigkeit, sich mit dem Feld zu verbinden und sich in das dort vorhandene unendliche Potenzial zum Zwecke der Heilung einzuloggen.

Neueste Forschungen aus der Zellbiologie (Bruce Lipton), der Quantenphysik (Werner Heisenberg, Erwin Schrödinger, Richard Feynman) und der Astrophysik (Stephen Hawking) haben innerhalb der letzten Jahrzehnte unser Wissen, die Vorstellungen und Denkmodelle vom Wesen der Heilung revolutioniert. Deshalb werden wir uns auch im Folgenden mit Quantenheilung beschäftigen, die sich, wie schon erwähnt, auf bewusste Wahrnehmung, Intention und Selbstregulation bezieht.

Da wir gerne nach Erklärungsmodellen suchen, haben andere und ich bei der Quantenphysik Anleihen gemacht, weil deren Erklärungsmodelle das Wirken und den Erfolg der Heilung verständlich machen können. Sie stellen eine Analogie dar, erheben aber nicht den Anspruch darauf, eine wissenschaftliche Erklärung der Abläufe zu sein.

Einleitend möchte ich einige Begriffe erklären, die in den folgenden Kapiteln öfters verwendet werden.

Quantenheilung ist unter dem Begriff Zwei-Punkt Methode – weil der Körper an zwei Punkten gleichzeitig berührt wird – wahrscheinlich seit Jahrtausenden bei Naturvölkern bekannt. Bei der Gelenksarbeit im Rahmen meines körperpsychotherapeutischen Ansatzes habe ich immer mit der Zwei-Punkt-Methode gearbeitet, ohne mir bewusst zu sein, dass sie anderswo so genannt wird. In meiner Arbeit war der erste Punkt immer ein Gelenk, der zweite eine neutrale Stelle am Körper, etwa die Schulter. Mit der Absicht zu heilen habe ich begonnen, auch andere Punkte miteinander zu verbinden, etwa die Stirn mit dem Herzen oder die Vorderseite des Körpers mit dem Rücken.

Erst durch das praktische und theoretische Kennenlernen der Arbeiten von Frank Kinslow (Kinslow, 2010) und Richard Bartlett (Bartlett, 2009) aus den USA, die beide so wie ich eine chiropraktische Ausbildung absolviert haben (in Mitteleuropa Manualtherapie genannt), habe ich erkannt, dass ich seit etwa einem Jahrzehnt ähnlich arbeite wie sie. Dies, obwohl ich schon in den frühen 70-er Jahren des letzten Jahrhunderts an der Lomi School San Francisco mit der Zwei-Punkt-Methode in Kontakt gekommen war, sie aber nicht weiter verfolgt hatte. Nach dieser Erkenntnis habe ich mich wieder an das Erlernte erinnert und meine Methode bewusst um den Begriff der Quantenheilung erweitert.

Das Prinzip der Quantenheilung beruht im Wesentlichen auf der Verbindung zweier Punkte am Körper des Patienten und der Verbindung des Behandlers mit dem Potenzial, mit jenem scheinbar leeren Raum, der uns umgibt und der alles in diesem Universum miteinander verbindet. Dort, in der sogenannten Matrix, sind alle für die Heilung benötigten Informationen gespeichert und können abgerufen werden. Die Manifestation der Heilung erfolgt durch die Intention, die Absicht des Behandlers, im Hier und Jetzt den gewünschten Gesundheitszustand zu manifestieren. Dieser befand sich vorher in der sogenannten Superposition, was die Quantenphysik auch Nichtlokalität nennt. Man versteht unter diesem Phänomen die Verwandlung der Möglichkeit in eine Wirklichkeit, die Verwandlung der Welle durch ihren Kollaps in Materie. Wir können uns vorstellen, dass dieser Wellenkollaps einen Impuls an den Organismus des Patienten abgibt, der die Selbstheilungskräfte, genannt Selbstregulation oder Selbstorganisation, in Bewegung setzt.

Durch die Intention des Behandlers materialisiert sich der gewünschte Effekt am Ort der Heilung.

Dieses Buch ist als Versuch eines Schulmediziners und Psychotherapeuten geschrieben worden, über den Rahmen der eigenen Disziplin hinauszublicken und die dabei gemachten Erkenntnisse für die eigene Praxis beziehungsweise deren theoretische Fundierung zu nutzen.

Zum Schluss möchte ich erwähnen, dass ich immer, wenn ich die männliche Form eines Begriffs verwende, wie zum Beispiel „der Behandler", auch die weibliche Form miteinschließe, in diesem Falle „die Behandlerin". Ich vermeide damit Neuschöpfungen von Worten, die vielleicht ein Ausweg wären.

Mit allen angeführten Überlegungen werden wir uns in den folgenden Kapiteln im Einzelnen auseinandersetzen. Ich wünsche mir, dass sich die Leserin und der Leser der Faszination der neuen Erkenntnisse hingeben können und sich im Folgenden durch die Lektüre dieses Buches bereichert fühlen.

Das Erklärungsmodell der Heilung durch die Quantenphysik

Die Quantenphysik

Was genau hat nun Heilung mit Quantenphysik zu tun? Die Quantenphysik wurde zu Beginn des 20. Jahrhunderts von Forschern wie Max Planck[4], Niels Bohr[5], Werner Heisenberg[6], Paul Dirac und Erwin Schrödinger[7], Richard Feynman[8] und anderen Physikern entwickelt.

Aus Sicht der Quantenphysik zeigt sich das Universum als ein Zusammenspiel voneinander abhängigen Energiefeldern, die durch ein Netzwerk von Wechselwirkungen verbunden sind. Das Universum besteht nicht aus leerem Raum und darin schwebender Materie, sondern aus Energie.

Der kosmische Äther

300 Jahre vor Christus postulierte Aristoteles, dass es zwischen den Sternen im Weltraum, dort wo wir nur Schwärze sehen, kein Nichts gäbe, sondern den sogenannten Äther. Mitte des 19. Jahrhunderts unternahmen zwei Physiker, Michelson und Morley, ein Experiment, um den Äther im Weltraum nachzuweisen. Dies gelang aber nicht und damit war der Äther zunächst einmal für die Wissenschaft verschwunden. Etwa einhundert Jahre später konnten allerdings Richard Feynman

[4] Max Planck erhielt 1918 den Nobelpreis für die Einführung des sogenannten Planck´schen Wirkungsquantums.
[5] Niels Bohr erhielt 1922 den Nobelpreis für seine Verdienste um die Erforschung der Atome und der von ihnen ausgehenden Strahlung.
[6] Werner Heisenberg erhielt 1932 den Nobelpreis für die Darstellung der Quantenmechanik.
[7]Paul Dirac und Erwin Schrödinger erhielten gemeinsam 1933 den Nobelpreis für die Entdeckung einer neuen nützlichen Form der Atomtheorie.
[8] Richard Feynman erhielt 1965 den Nobelpreis für die Beschreibung der Quantenelektrodynamik, QED.

und seine Mitarbeiter zeigen, dass der leere Raum zwar leer von Atomen, nicht aber leer von Energie war. Sie konnten die sogenannte Fluktuation und Polarisation des Vakuums nachweisen. Damit war der kosmische Äther für die Physiker wieder da. Mit modernen Messgeräten, wie etwa dem Chandra Observatorium der NASA, welches Radioaktivität optisch darstellen kann, erhalten wir heute wunderschöne, farbige Bilder aus dem Weltraum. Es sieht aus, als ob riesige Spinnwebenfäden die Sterne und Galaxien miteinander verbinden. Die Matrix, das Potenzial, ist damit keine Spekulation mehr, sondern experimentell nachgewiesen und sichtbar gemacht worden.

Dieser Äther ist aber nicht nur ein passiver Seinszustand, sondern aktiv formgebend. Der russische Forscher Vladimir Poponin untersuchte 1990 in einer Glasröhre das Vakuum und die darin enthaltene Energie, die Photonen (Poponin, 1995). Diese waren zunächst zufällig im Raum verteilt. Er setzte menschliche DNS, die Substanz, aus der Gene bestehen, in die Glasröhre ein. Daraufhin ordneten sich die Photonen so an, dass sie die Form der Gene kopierten. Als Poponin daraufhin die DNS wieder aus der Glasröhre entfernte, blieben die Photonen dennoch so konfiguriert, verfielen also nicht wieder in eine zufällige Anordnung im Raum.

Zusammengefasst bedeutet dies, dass die Energie ein schöpferisches Potenzial besitzt.[9]

Materie als leerer Raum

Materie selbst löst sich bei näherer Betrachtung in Nichts auf. Atomkerne bestehen aus vielen winzig kleinen Wirbeln namens Quarks und Photonen. Man kann das Atom auch als eine stehende Welle im elektromagnetischen Feld bezeichnen. [10]

---

[9] Siehe auch Seite 33 ff.

[10] James Clerk Maxwell entdeckte die Theorie der elektromagnetischen Phänomene Mitte des 19. Jahrhunderts (Close, 2007)

Die Vorstellung von Materie (in der Naturwissenschaft Gegenstände, die eine Masse aufweisen) als etwas Festes ist also eine Illusion.

Wenn wir uns an einem Tisch anschlagen, schmerzt unser Ellenbogen deshalb, weil wir an die Energieschwingung stoßen, in der sich die Holzmoleküle befinden. Diesen Effekt können wir uns am Beispiel eines Wirbelsturms vor Augen führen. Was wir bei einem Wirbelsturm optisch wahrnehmen und was uns warnt, mit einem Auto dagegen zu fahren, ist der Staub, den der Tornado („tornear" – „wirbeln") aufwirbelt. Wenn wir den Staub hypothetisch entfernen könnten, hätte der Wirbelsturm keine sichtbare Form. Dennoch würden wir mit dem Auto zerschellen, wenn wir dagegen fahren.

Der leere Raum ist also niemals wirklich leer. Er ist lediglich leer von Atomen, aber nicht von Energie. Gelegentlich verfügt eine elektromagnetische Fluktuation der „Leere" über genügend Energie, um sich spontan zu materialisieren. Das heißt, Energie verwandelt sich ohne jegliche Einwirkung von außen in Masse (Breuer, 1993).

Die Änderung von Atomen durch die Heilung

Wenn man die stehende Welle aus Energie, wie das Atom beschrieben werden kann, zum Zwecke der Heilung beim Patienten verändern will, muss man die Energie verändern, in der dieses Atom existiert. Diese elektromagnetische Energie, die das Atom lenkt und verändern kann, wird in der Physik Feld genannt.

Wir können uns als Analogieschluss vorstellen, dass die Behandlung bei der Quantenheilung eine komplexe Interaktion von elektromagnetischen Feldern ist. Die Information zur Heilung holen wir uns aus dem Feld der Umgebung, der Matrix (dem Potenzial). Das Kollabieren der Welle geschieht im Feld des Organismus des Patienten durch unsere Intention und die Verbindung mit der Matrix.

Die Verbindung der Felder geschieht durch:

Die zwei Punkte am Patienten (Feld 1), die gemeinsam vom Behandler (Feld 2) wahrgenommen werden. Dieser verbindet seine Intention mit seinem Herzen und sendet sie von dort zur Matrix (Feld 3).

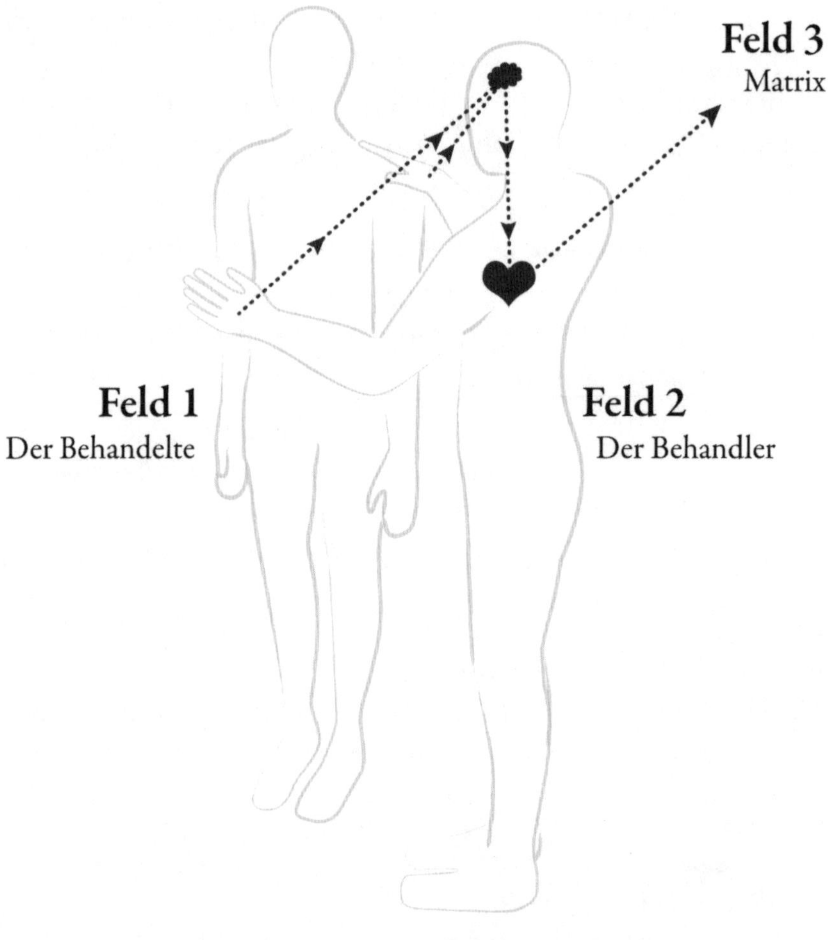

Abbildung 1: Die Interaktion der drei Felder

Die Interaktion dieser drei Felder ist der Anstoß zur Selbstregulation unseres Organismus, der die Welle am gewünschten Ort kollabieren lässt, wo sich die Möglichkeit einer Heilung in eine konkrete Wirklichkeit umwandelt.

Die Behandlung von Symptomen

Die klassische Physik, die sich auf Newton bezieht und letztlich die Grundlage der heutigen Schulmedizin darstellt, hat uns gelehrt, dass Krankheitssymptome fehlerhafte Funktionen der Proteine sind. Als Folge von Angriffen durch Viren und Bakterien, mechanischen und/oder psychischen Traumen, Hitze, Kälte, radioaktiver Strahlung und anderen Umwelteinflüssen. Es entstehen Störungen im Bauplan gewisser Gene, die für die Produktion dieser Proteine verantwortlich sind. Die Gene selbst können auch durch Mutation verändert werden, die Folge ist die Weitergabe durch Vererbung. Die Summe der Symptome nennt man ein Syndrom, welches bei der Entdeckung der Ursache dieser Störung „Krankheit" genannt wird.

Die Antwort der Medizin auf das Krankheitssymptom ist in der Regel die Gabe von Medikamenten, die diese fehlerhafte Funktion der Eiweißkörper ausgleichen sollen, und zwar auf biochemischem Wege, einem Informationsfluss, den man sich als eine einfache Abfolge von Interaktionen vorstellt. Faktor A beeinflusst Faktor B, dieser beeinflusst wieder Faktor C usw. – ein linearer Prozess, abgeleitet aus dem Newtonschen Weltmodell.

Dieses Modell ist aber, mit Sicherheit in Bezug auf den Mikrokosmos, durch die Entdeckung der Quantenphysik überholt. Da es sich um komplexe Beziehungen von Energiefeldern handelt, beeinflusst Faktor A nicht nur linear B, sondern auch C und D, also alle anderen Faktoren, die anderen Faktoren ebenfalls alle anderen. Der Informationsfluss ist mehrdimensional, komplex und nicht einfach voraussagbar.

Die von reduktionistischen Physikern beschriebenen linearen Informationsflüsse sind aus neuer Sicht komplexe Interaktionen zwischen Materie und Energie. Neueste Untersuchungen aus den Jahren 2003 und 2004 weisen diese Interaktionen zwischen Proteinen nach (Lipton, 2009: S. 102). Das bedeutet, das Hinzufügen eines Medikamentes wirkt nicht nur am gewünschten Ort der Fehlfunktion, sondern an vielen anderen Stellen des Organismus. Der Grund dafür ist die Sparsamkeit unseres Systems, welches gleiche Signale in verschiedenen Organen für verschiedene Funktionen verwendet. Nimmt man ein Medikament ein, welches eine Wirkung auf die Nebenniere ausüben soll, so gelangt das Medikament natürlich auch in das Gehirn und in die Leber, wo es einen anderen, meist ungewollten Effekt erzielt. Dieser wird dann als Nebenwirkung bezeichnet. Deshalb erhalten wir zu einem Medikament immer einen ausführlichen Beipackzettel mit der Beschreibung der unerwünschten Nebenwirkungen. Als Mediziner habe ich gelernt, es gibt kein wirksames Medikament ohne Nebenwirkungen!

Der Placeboeffekt

Der letzte Satz erweist sich allerdings als unzutreffend bei der sogenannten Placebowirkung. Als Placeboeffekt wird die Wirkung eines Medikamentes bezeichnet, die nur aufgrund der Einbildungskraft des Patienten wirkt. Der Patient aktiviert aufgrund der Vorstellung seiner Genesung sein Immunsystem, welches ohne medikamentöse Hilfe den Heilungsprozess durchführt.

Als Beispiel nehmen wir ein Antibiotikum, das ein Patient aufgrund einer Infektion durch ein bestimmtes Bakterium verordnet bekommt. Der Nachweis des Bakteriums erfolgt durch einen Rachenabstrich. Obwohl im Laborexperiment das Antibiotikum auf die Bakterienkultur überhaupt keinen Einfluss hat, wird der Patient gesund, die Bakterien in seinem Körper sterben ab. Prof. Dr. Karl Hermann Spitzy, heute 95-jährig und ein in seiner Zeit sehr bekannter Spezialist für Antibiotika aus Wien, erklärte bereits in den 70-er Jahren des vorigen Jahrhunderts, dass selbst bei einer so wirksamen Substanz wie Penicillin der Placeboeffekt etwa vierzig Prozent der Wirkung ausmacht.

Am Beginn meiner Karriere als klinischer Psychopharmakologe Mitte der 60-er Jahre waren meine Kollegen und ich froh, wenn die Wirksamkeit eines Medikamentes sechzig Prozent aufwies. Dann haben wir bereits empfohlen, es klinisch anzuwenden. Wenn wir nun analog annehmen dürfen, dass von den sechzig Prozent Wirksamkeit vierzig Prozent Placebowirkung ist, bleibt nicht viel als eigentliche Wirkung des Medikaments über.

Ich möchte noch etwas zu Krankheitssymptomen anmerken. Der renommierte amerikanische Zellbiologe Bruce H. Lipton hat in seinen Publikationen und Vorträgen sehr anschaulich unterstrichen, dass Symptome Zeichen einer Funktionsstörung des Systems sind und nicht die Funktionsstörung an sich.

Wenn wir nur das Symptom behandeln und nicht die Krankheit selbst, haben wir die Hinweise falsch verstanden.

Symptome als Wahrnehmungen aus dem Umfeld

Eine andere Eigenschaft von körperlichen Beschwerden ist die Beobachtung, dass Symptome, die wir empfinden, nicht ausschließlich Botschaften einer Fehlfunktion unseres eigenen Organismus sein müssen. Sie können auch Signale einer Störung außerhalb unserer Selbst sein. Es gibt lieblose Umgebungen, wie beispielsweise irritierte Familiensysteme, gestörte ökologische Systeme, gestörte Situationen am Arbeitsplatz und in der Gesellschaft. Diese bringen unseren Organismus dazu, sich zu kontrahieren, uns in einen Schutzmodus zu begeben, in dem kein Wachstum mehr stattfindet.

Weiterhin kann es bei manchen Menschen zu Reaktionen ihres Organismus kommen, wenn sie auf das reagieren, was wir übersinnliche Wahrnehmung nennen. Diese Fähigkeit beruht auf einem sehr empfindlichen Wahrnehmungssystem. Wir können unsere Wahrnehmungsfähigkeit durch Übungen steigern. Oft genügt alleine schon die Bereitschaft dazu, diese Botschaften zu empfangen und sie nicht sofort kritisch zu filtern. Manche Menschen besitzen diese Gabe als Naturtalent. Bei Kindern kommt sie gar nicht so selten vor. Sie wird allerdings meist durch Anpassung an die reduktionistisch materielle Sicht der Umgebung verlernt. Mir sind die Sätze meiner Großtante in Erinnerung, die mit erzählt hat, dass sie als junges Mädchen im Vorschulalter paranormale Fähigkeiten gehabt hätte. Sie konnte durch Türen hindurchsehen, ihre Eltern, die zunächst skeptisch waren, haben das durch vielerlei Tests nachgewiesen. Bei den Eltern handelte es sich um einfache Menschen, daher gingen sie zum Dorfpfarrer, um Rat zu holen. Dieser hat gemeint, sie müssten nichts Besonderes tun, diese Eigenheit des Kindes würde sich schon auswachsen. Und so war es auch. Die Gabe verschwand mit dem Eintritt in die Volksschule.

Menschen können mit der Gabe von übersinnlicher Wahrnehmung auf Umweltkatastrophen reagieren, den Tod oder den Unfall eines anderen Menschen, der weit entfernt lebt, wahrnehmen und dies optisch, akustisch oder kinästhetisch (z. B. durch Schmerzen) empfinden. Es gibt darüber unzählige Berichte; ich habe diese Phänomene bei mir selbst einige Male beobachtet.

Als Beispiel möchte ich folgende Begebenheit aus meiner eigenen Erfahrung erzählen: Eines Nachts wachte ich wegen heftiger Rückenschmerzen auf. Zunächst versuchte ich durch Lageänderung die Schmerzen zu beseitigen, was nicht half. Ich hatte am Vortag keinerlei unbedachte Bewegung gemacht oder etwas Schweres gehoben. Bevor ich zu meinem Medikamentenschrank ging, um mir ein entzündungshemmendes Medikament zu holen, ging ich in mich, um eine mögliche psychische Ursache für meinen Schmerz zu finden. Ich fand keinen Hinweis auf einen aktuellen inneren Konflikt. Daraufhin wandte ich mich an meinen inneren geistigen Mentor um Hilfe. Bei mir ist dieser ein Schutzengel[11], den ich in Not um Rat fragen kann und der mir schon öfters geholfen hat. Ich bekam als Antwort ein Bild. Ich sah eine Gruppe verzweifelter Menschen, die sich vor einem Bergwerk versammelt hatten, in dem ihre Verwandten durch eine Explosion verschüttet worden waren. Ich erinnerte mich ungenau an eine Nachricht des Vortags, in der ich über ein Grubenunglück in Australien gelesen hatte. Viele Bergleute waren verschüttet worden und man konnte sie noch nicht bergen. Doch die Hoffnung auf Rettung bestand. Ich fühlte die Verzweiflung der betroffenen Menschen und sprach ihnen Trost zu. Ich schickte ihnen auch mein Mitgefühl.

Das Eindrucksvolle für mich war zunächst die Beobachtung, dass meine Rückenschmerzen spontan aufhörten. Ein Hinweis dafür, dass sie etwas mit dem von mir empfangenen Bild zu tun hatten. Am nächsten Tag las ich in den Zeitungen, dass

---

[11] In der römisch-katholischen Kirche sind die Engel personale Gestalten des Schutzes und der Fürsorge Gottes für die Gläubigen (Kath. Erwachsenenkatechismus, S. 110f., herausgegeben von der Deutschen Bischofskonferenz, Band I, 1985).

in der Nacht meiner Vision eine zweite Explosion alle Bergleute unter Tag getötet hatte. Mir läuft heute noch ein Schauer über den Rücken, wenn ich an dieses Erlebnis denke.

Es gibt Menschen, die die Fähigkeit besitzen, optische paranormale Wahrnehmungen machen zu können. Während meiner Ausbildung zum Psychiater wurde ich dahingehend geschult, diese optischen Sinneseindrücke endogenen Psychosen, wie etwa der Schizophrenie, oder exogenen Psychosen, z. B. auftretend unter dem Einfluss von Drogen, zuzuordnen. Meine eigene Schwägerin, eine Zahnärztin, hat ebenfalls diese Fähigkeit, Dinge zu sehen, die für andere, so wie für mich selbst, nicht sichtbar sind. Sie leidet ganz sicher nicht unter einer Psychose und diese Fähigkeit passt in kein psychiatrisches Schema.

Ich habe so ausführlich über diese Phänomene gesprochen, um die Leserin oder den Leser zu ermuntern, auf ähnliche Signale in ihrer Wahrnehmung zu achten und sie nicht gleich auszublenden. Vielleicht können sie ähnliche Erfahrungen wie ich oder andere machen. Ich glaube, dass grundsächlich alle Menschen einen Zugang zu diesen paranormalen Fähigkeiten haben.

Manche Menschen leiden allerdings darunter. Es gibt Personen, die werden von optischen und akustischen Signalen ungewollt überflutet, sie können sich dagegen nicht wehren. Ich meine damit Menschen mit sogenannten Geisteskrankheiten, die an akustischen und optischen Halluzinationen leiden. Die Schulmedizin hat nicht wirklich ein Erklärungsmodell dafür, deshalb schlage ich die Überlegung vor, dass diese Menschen einfach dünnhäutiger sind als wir. Es fehlen ihnen Isolationsschichten, die gesunde Menschen besitzen. Wenn wir uns in einem Raum befinden, so gehen durch diese Fernsehstrahlen und Radiowellen durch, dennoch sehen wir kein Bild und hören keinen Ton, außer wir schalten das Radio oder den Fernsehapparat an. Wir sind also geschützt, auf diese Frequenzen nicht zu reagieren. Die Wirkung moderner Antipsychotika, der sogenannten Neuroleptika, könnte als so ein Schutzschild verstanden werden, welches die Patienten vor diesen ungebetenen Sinneseindrücken schützt.

Aufgrund der Erkenntnisse der Quantenphysik wissen wir heute, dass Materie Schwingungsenergie ist, die mit dem umgebenden Feld in Wechselwirkung steht. Ein Signal aus dem Feld überträgt mittels Rezeptoren, welche der Wahrnehmungsfähigkeit unseres Gehirns entsprechen, Information in das Innere unseres Organismus und setzt dort Prozesse in Gang. Zum Beispiel beginnen Gene, Eiweißkörper zu erzeugen.

Die moderne Biologie nennt diesen Vorgang Epigenetik (äußere Einwirkung von Faktoren auf die Genetik). Das heißt, wir wissen heute, dass Gene nicht selbst aktiv werden können (siehe Kapitel „Das Signal aus der Umwelt"), um fehlerhafte oder gut funktionierende Eiweißkörper zu produzieren. Dazu bedarf es eines Signals aus der Umwelt. Die Umwelt ist das umgebende Feld, die Matrix.

Wichtig ist mir zu betonen, dass dieses Umweltsignal nicht nur ein chemisches, biochemisches oder elektrisches, sondern auch ein geistiges Signal sein kann, also zum Beispiel die Wahrnehmung einer schützenden oder angstmachenden Umgebung. Wir könnten es soziales und emotionales Signal nennen. Was die Zelle an ihrer Oberflächenmembran als Rezeptor zur Aufnahme dieses Signals braucht, ist unsere Wahrnehmung. Je bewusster diese ist, desto mehr positive Signale können wir aus unserer Umwelt aufnehmen, die sie uns in unerschöpflicher Menge zur Verfügung stellt.

Wir sind dann nicht mehr nur von der Einnahme eines Medikaments abhängig, um das fehlerhafte Eiweiß, das Protein, zu beeinflussen. Den Anstoß zur Produktion von gut funktionierendem Eiweiß durch unsere Gene, das wir zur Gesundung benötigen, wird durch das Umweltsignal gesteuert, welches wir aufnehmen.

Als Beispiel möchte ich dazu anführen, dass bei emotionaler Entspannung, bei dem Empfinden von Gefühlen wie Liebe und Geborgenheit, unser Organismus in unserem Immunsystem Abwehrkörper zu produzieren beginnt, die uns helfen, Angriffe von außen (Bakterien, Viren) oder von innen (Krebszellen) zu eliminieren.

Sicherlich haben die Erklärungsmodelle aus der Quantenphysik bei der nach ihr benannten Quantenheilung dazu beigetragen, die Zwei- Punkt-Methode rasch weltweit bekannt zu machen. Das Prinzip dieser Heilmethode wird inzwischen unter verschiedenen registrierten Namen wie Matrix Energetics, Quantum Entrainment, Quantentransformation und ähnlichen Begriffen angeboten.

Quanten

Quanten nennt man die kleinsten Einheiten von Energie. Wir können uns Quanten gut vorstellen, wenn wir an die kleinsten Einheiten von Zahlungsmitteln denken. Wir besitzen zum Beispiel einen 100-Euroschein. Wenn wir ihn in die kleinsten möglichen Einheiten bei einer Bank wechseln wollen, erhalten wir dafür 10.000 Ein-Cent-Münzen. Kleinere Einheiten existieren nicht. Würden wir eine Ein-Cent-Münze entzweibrechen, könnten wir mit diesen Bruchstücken nicht mehr zahlen, da sie als Zahlungsmittel nicht zugelassen sind.

Diese Quanten (z. B. Elektronen, Photonen) haben die Eigenschaft, dass sie gleichzeitig als Teilchen oder Welle existieren. Und sie können sich gleichzeitig an zwei oder mehr Orten aufhalten!

Man nennt einen solchen Zustand Superposition oder Nichtlokalität.

Der Aufenthaltsort von Teilchen ist nicht genau bestimmbar, nur ihre Energie. Erst durch eine Messung (Beobachtung) erhalten sie einen exakten Ort. Beschrieben wird dieses Phänomen durch die sogenannte Unschärferelation. Sie wurde von Werner Heisenberg 1927 formuliert.

Ich habe als Student medizinische Physik studiert, die allerdings auf dem reduktionistischen Modell der Newtonschen Physik beruhte. Es war für mich nicht einfach, mich mit den Erkenntnissen der Quantenphysik auseinanderzusetzen. Ich nehme daher an, dass es der Leserin und dem Leser dieses Buches ähnlich ergeht. Es braucht ein wenig Geduld, sich in die Welt der Quanten hineinzudenken, doch es ist für das Verständnis der Wirkung der Quantenheilung nützlich.

Die Sichtweisen sind zunächst unglaublich, da sie die bisherige Vorstellung über das Funktionieren unserer Welt auf den Kopf stellen. Niels Bohr soll einmal gesagt haben: „Wer nicht über die Erkenntnisse der Quantenphysik erschrickt, der hat sie nicht verstanden!"

Noch einige Worte zur Unschärfe des Aufenthaltsortes von Energieteilchen, ihrer sogenannten Superposition. Ein Quantenteilchen befindet sich also irgendwo, nicht lokalisierbar im Feld. Durch eine Messung wird es materialisiert und lokalisierbar. Dies bedeutet für uns als Behandler, dass wir einen Seinszustand durch unsere Absicht, unsere Intention, die in der Physik als Messung bezeichnet wird, materialisieren können. Dieser Seinszustand hat sich bis dahin nur als eine Möglichkeit in der Matrix, wie Stephen Hawking sie genannt hat, befunden.

Quanten sind also Wellen, die bei ihrer Messung, der Beobachtung der Welle, kollabieren, und zwar durch den Prozess der Wahrnehmung als solchem. Es gibt keinen vom Experiment unabhängigen Beobachter, sondern der Beobachter ist Teil des Experimentes. Er ist gleichzeitig Beobachter und Schöpfer. Deshalb hat der bekannte Quantenphysiker John Wheeler von der Princeton University, bekannt geworden durch die Schaffung der Begriffe „schwarzes Loch" und „Wurmloch" im Universum bereits 2002 verlangt, dass man in der Wissenschaft den Begriff „Beobachter" streichen und durch den Begriff „Teilnehmer" ersetzen sollte.

Doppelspaltexperiment

Der Nachweis der Teilchen-Welle-Dualität erfolgte durch das sogenannte Doppelspaltexperiment. In diesem Experiment wurde schon 1802 (!) der Wellencharakter des Lichtes durch den englischen Physiker Thomas Young nachgewiesen.

Bei diesem Experiment werden Teilchen gegen eine Blende geschossen, die einen Spalt hat. Beim ursprünglichen Experiment waren es Photonen, heutzutage kann man auch Elektronen, Atome und sogar größere Materieteilchen – sogenannte Fullerene, die aus sechzig Kohlenstoffatomen bestehen – dazu verwenden. Die kleinen Teilchen verhalten sich beim Durchgang durch einen Spalt wie kleine Kugeln. Einige prallen beim Durchgang durch die Blende von ihr ab, einige treten hindurch und erzeugen auf der Detektorfläche dahinter ein einfaches Aufprallmuster wie einen Streifen.

Hat die Blende zwei Spalten, verhalten sich die Teilchen beim Durchtritt plötzlich unerwartet nicht länger wie kleine Kugeln bzw. Teilchen, sondern wie Wellen!

Hinter den zwei Spalten auf dem Detektor entsteht ein Muster, wie es nur durch Wellen hervorgerufen werden kann, die sich überlagern. Dies wird Interferenzmuster genannt. Wellenberge und Wellentäler löschen sich gegenseitig aus (negative Interferenz), Wellenberge und Wellenberge verstärken einander, es entsteht eine höhere Welle (positive Interferenz).

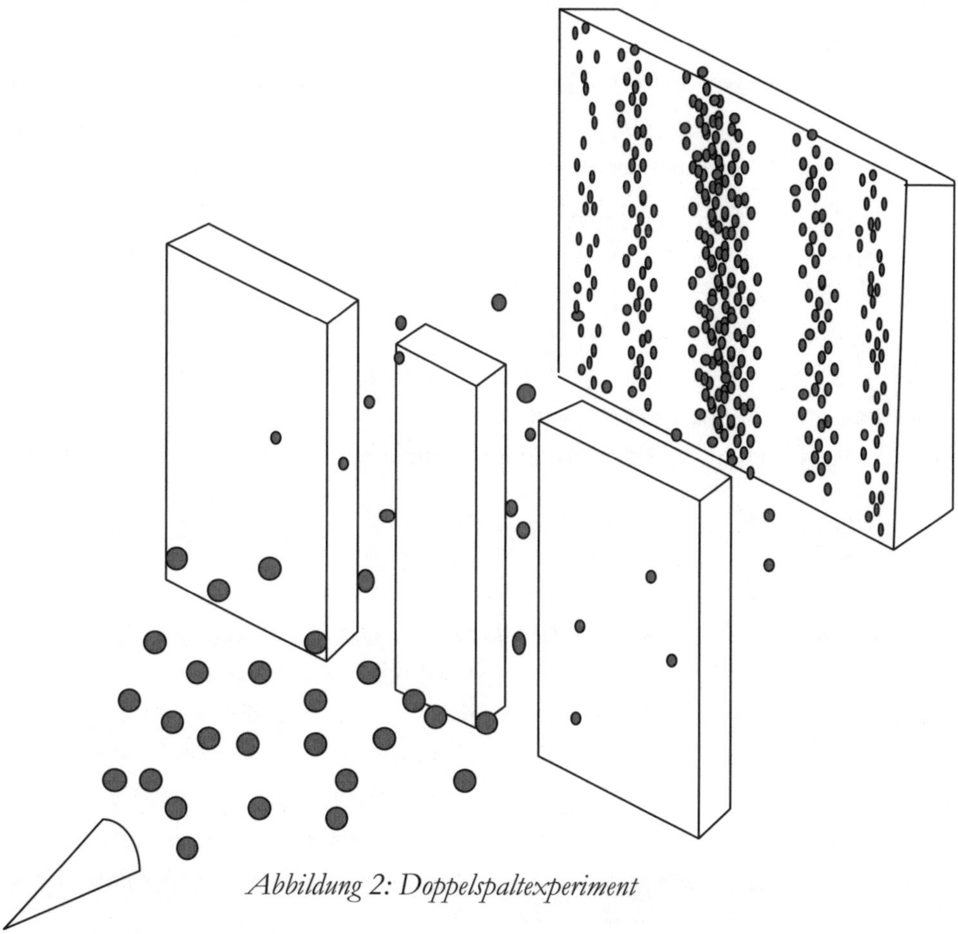

Abbildung 2: Doppelspaltexperiment

Ohne Doppelspaltexperiment können wir diese Interferenzmuster beobachten, wenn wir eine Lichtquelle durch die Bespannung mit Stoff bei einem Regenschirm betrachten.

Ein weiteres faszinierendes Ergebnis des Doppelspaltexperiments ist das Verhalten der Teilchen, die durch die Spalten hindurchtreten. Sie gehen durch den einen oder den anderen Spalt hindurch, unerwarteter Weise manchmal durch beide gleichzeitig!

Quantenobjekte haben daher die Eigenschaft, dass sie an mehreren Orten gleichzeitig sein können.

Dies geschieht auch, wenn wir bei dem Experiment nur einzelne Elektronen abschießen und es sich daher sicher nur um ein einzelnes Teilchen handelt, welches sich dem Doppelspalt nähert. Bisweilen gehen die Teilchen überhaupt nicht hindurch. Das Teilchen befindet sich nicht auf einer vorgeschriebenen Bahn, die berechenbar wäre, sondern „nirgendwo", virtuell im Raum (Superposition oder Nichtlokalität). Wenn man nun misst (beobachtet), durch welchen Spalt (den Ort) das Teilchen hindurchgegangen ist, verhält es sich nach dem Durchtritt wieder wie ein Teilchen, also nicht wie eine Welle. Daher entsteht wieder ein Streifen auf dem Projektionsfeld und nicht ein Interferenzmuster. Man kann aber nun den Impuls (Bewegung der Masse) des Teilchens nicht mehr messen. Umgekehrt, wenn man nicht misst, erscheint auf der Projektionsfläche wieder das Interferenzmuster. Das Teilchen ist wieder zu einer Welle geworden.

Ort und Impuls stehen also in einer Wechselwirkung: Wenn eine Größe gemessen wird, wird die andere unscharf.

Als Vergleich für die Welle-Teilchen-Dualität nehmen wir einen 100-Euroschein und tragen ihn zur Bank. Er besteht unzweifelhaft aus Materie. Er hat eine bestimmte Struktur. Wir können die Sicherheitszeichen auf ihm lesen. Er macht ein bestimmtes Geräusch, wenn wir ihn knittern. In dem Augenblick, wo wir ihn am Schalter abgeben, verwandelt er sich in eine Welle. Am deutlichsten wird dies, wenn wir ihn zu Hause mittels Telebanking an jemanden überweisen wollen. Es gibt keinen Boten, der ihn von einer Bank zur anderen transportiert. Er wird elektronisch überwiesen. Wir können auch nicht genau bestimmen, wo er sich befindet – vielleicht an der Börse in Frankfurt, in Tokio oder in New York. Nur die Übertragungsgeschwindigkeit können wir messen, mit der er transportiert wird. Erst wenn wir wieder zur Bank gehen und den Betrag ausbezahlt haben wollen, an einem genau messbaren Ort, am Schalter, verwandelt er sich wieder in Materie und wir halten den 100-Euroschein erneut in der Hand. Es ist daher eine falsche Annahme, wenn ich sage, ich habe auf der Bank 100 Euro liegen, denn sie liegen ja nicht dort. Nach der Einzahlung tippt der Schalterbeamte den Betrag in einen Computer, der Schein, den wir gehabt haben, wird kurz später an einen anderen Kunden ausbezahlt. Die Bank schuldet mir lediglich den eingezahlten Betrag und kann ihn bei Bedarf je nach Liquidität zurückzahlen oder auch nicht. In diesem Falle würden sich die 100 Euro in Nichts aufgelöst haben. Sie befinden sich in Superposition. Wird die Bank durch den Staat gerettet, sind die 100 Euro wieder virtuell oder materiell verfügbar.

Wir bestimmen den Ort, an dem die Welle kollabiert.

Man könnte diesen Absatz den Moment nennen, wo der Affe ins Wasser springt. Das, was ich hier beschreibe, sind die Erkenntnisse der Quantenphysik als mein bevorzugtes Erklärungsmodell für Heilungen, weil sie eine Brücke zu der mir vertrauten Naturwissenschaft schlagen. Kritiker würden sagen, dass es keine Brücke ist, sondern ein Regenbogen.

Es gibt Zeugen von Heilungen, die diese als Wunder bezeichnen. Damit müssen sie sich nicht die Mühe machen, sie zu erklären, oder sie haben für die Heilerfolge andere Erklärungen. Dies sei jedem freigestellt.

Ich verlange von der Leserin und dem Leser nicht, diese Erklärungsmodelle zu übernehmen. Ich selbst fühle mich mit ihnen jedoch im Einklang und kann sie gut gebrauchen.

Lassen Sie mich Sie noch ein wenig in die wunderbare und faszinierende Welt der Quantenheilung begleiten.

Die praktische Konsequenz in der Anwendung der Quantenheilung besteht darin, dass wir den gewünschten Ort auswählen, an dem die Welle kollabiert, das heißt, wo sich die neue Anordnung der Materieteilchen, der neue Seinszustand, manifestieren soll. Beispielsweise im Falle eines schmerzhaften Knies ist das Knie der konkrete Ort, wo sich ein gesundes Knie, das sich bislang in Superposition befunden hat, materialisieren soll. Im Potenzial, der Urmatrix von allem Bestehenden, gibt es also ein gesundes Knie für den Patienten. Zum Beispiel in einem Paralleluniversum[12], in einer Reinkarnation[13], oder welche Vorstellung wir auch immer für die Nichtlokalisation nehmen. Dieses gesunde Knie ist also eine Möglichkeit, keine konkrete Existenz. Zu dieser wird es erst durch die Wahrnehmung des Behandlers.

Als Behandler verbinde ich mich innerlich mit dem Feld, in dem das gesunde Knie als Welle nichtlokal existiert. Meine Intention ist, dass es sich im Hier und Jetzt manifestieren soll. Daraufhin kollabiert die Welle und das gesunde Knie manifestiert sich an dem Ort, auf den meine Intention gerichtet war. Das ausführende Organ bin aber nicht ich, sondern ist der Selbstregulationsmechanismus des Patienten. Meine Tätigkeit war es nur, die Verbindung mit dem Feld herzustellen.

An dieser Stelle möchte ich einen Gedanken, oder genauer gesagt eine Frage, anbringen, die ich schon lange mit mir herumtrage und die durch das Doppelspaltexperiment beantwortet werden kann. Es gibt Menschen, die mit sehr viel Wissen in ihrem Leben in Kontakt gekommen sind. Sie haben alle wichtigen Schriften gelesen, deren Inhalte verinnerlicht und berühmten Lehrern zugehört. Dennoch ist aus ihrem Wissen nicht Weisheit geworden. Wie ist das möglich? Die Transformation hat nicht stattgefunden, da ihr Blick am Vordergründigen hängen geblieben ist. Das Verhalten dieser Menschen ist eine Kopie ihres Vorbildes geblieben, sie haben dieses nicht assimiliert. Ein Vergleich mit unserer Nahrungsaufnahme macht es deutlicher. Ein hartes Stück, welches wir essen wollen, muss

---

12 Die Quantenphysik geht von der Wahrscheinlichkeit, nicht nur von der Möglichkeit aus, dass es Paralleluniversen gibt, die neben unseren Universum bestehen. Ein wissenschaftlicher Hinweis ist die Beobachtung von Astrophysikern, dass es an einem Ort an der Grenze des beobachtbaren Universums sogenannte „dunkle Ströme" gibt, eine starke Bewegung in nur eine Richtung. Dies könnte auf eine Anziehungskraft aus einem Paralleluniversum hindeuten. 2010 gelang es dem Physiker Andrew Clealand an der University of California in Santa Barbara zu zeigen, dass ein Objekt gleichzeitig schwingen kann und stillsteht. Das Prinzip ist auch auf größere Objekte übertragbar. So könnte auch ein Mensch in einem Paralleluniversum simultan an einem völlig anderen Ort existieren.

13 Wiederverkörperung

mit den Zähnen zerkaut werden, erst dann kann es nach dem Schlucken im Magen verdaut und in weiterer Folge in der Leber in eigene Körperbausteine umgewandelt werden. Dann ist diese Speise zu einem Teil von uns geworden. Der unbrauchbare Teil wird ausgeschieden. Wird das Stück nicht zerkaut, nicht zerstört, bleibt es als Ganzes unverdaulich im Magen liegen und wird irgendwann erbrochen.

Die Antwort aus dem Doppelspaltexperiment könnte lauten: Diese Menschen haben immer nur aufgepasst, wo das Teilchen hindurchgeht, anstatt auch auf die Projektionsfläche zu schauen. So haben sie zwar den Ort und die Form des Teilchens festgestellt, die Welle aber und das Interferenzmuster ist ihnen entgangen.

Ich besitze eine antike japanische Tuschzeichnung, die einen Bettelmönch darstellt, der mit ausgestrecktem Finger gegen den Himmel zeigt. Der passende Satz dazu wäre wohl der bekannte Zen-Spruch: „Schau nicht auf meinen Finger, sondern wohin ich zeige!“

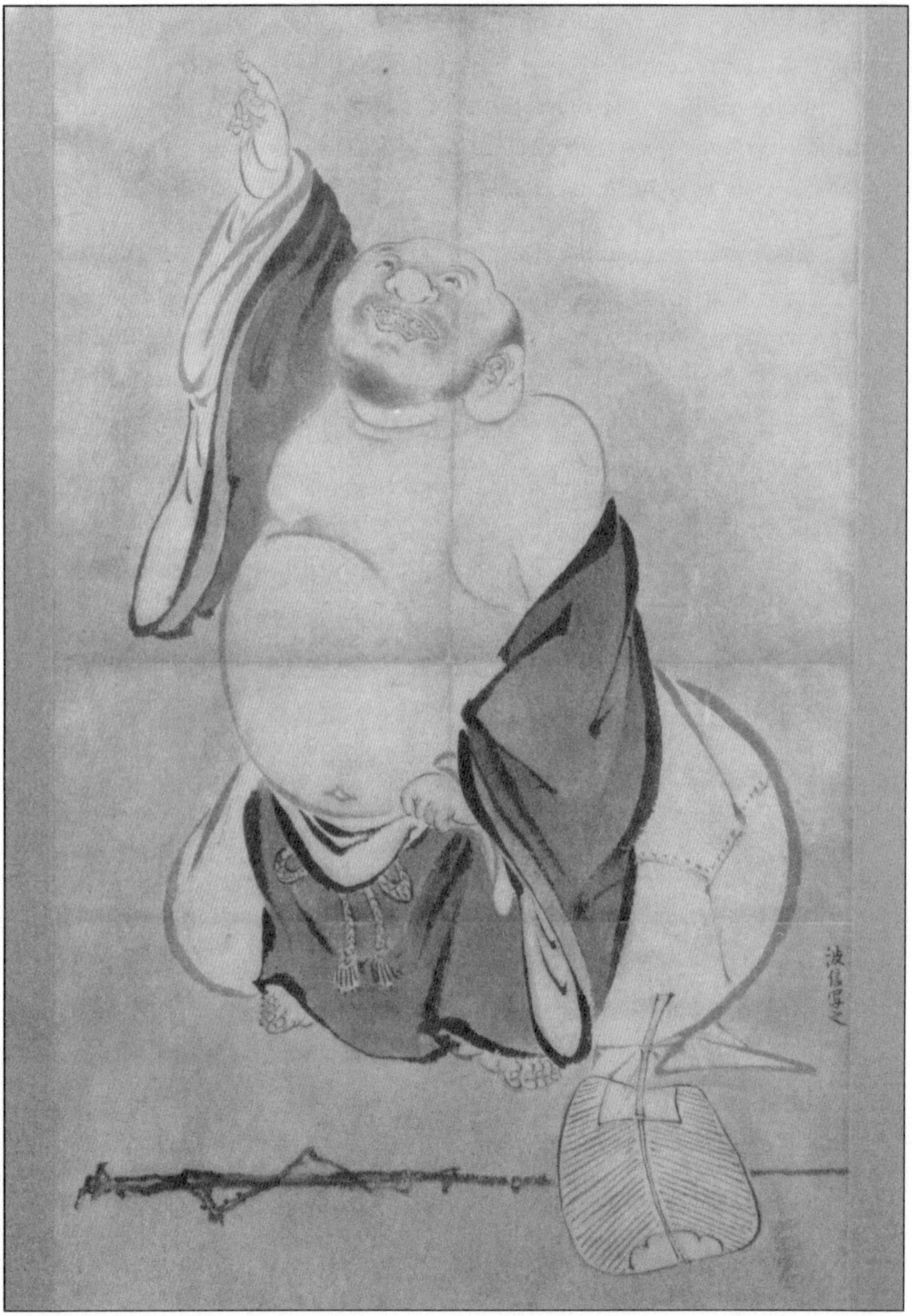

Abbildung 3: „Schau nicht auf meinen Finger, sondern wohin ich zeige!“

Die Verschränkung oder Nichtlokalität

Ein weiteres für unsere Arbeit wichtiges Experiment aus der Quantenphysik beschreibt das Phänomen der Verschränkung. Quantenphysikalische Experimente zeigen, dass zwei Teilchen, die einmal eins waren und jetzt in der Versuchsanordnung räumlich getrennt werden, weiterhin miteinander kommunizieren. Im Versuch wird ein Laser durch einen Quarzkristall geschickt und es entstehen Zwillingsphotonen, die überraschenderweise untereinander weiter in Verbindung stehen. Verändern wir die Eigenschaft eines Photons, indem wir es durch Polarisationsfilter schicken, verändert sich das andere im gleichen Augenblick, selbst wenn es sich derzeit weit weg befindet, ja sogar am anderen Ende des Universums. Es zeigt sich, dass diese Informationsübertragung schneller erfolgt als mit Lichtgeschwindigkeit, von der Albert Einstein gesagt hat, dass sie die größte Geschwindigkeit im Universum darstellt. Ein Widerspruch, der auch bei der Tatsache auftritt, dass der Raum, zum Beispiel beim Urknall, sich schneller bewegt als das Licht.

Diese nichtlokale Informationsübertragung ist auch eine Erklärung für die Funktion des morphogenetischen (formgebenden) Feldes nach Rupert Sheldrake, welches er als die Theorie des Gedächtnisses der Natur beschreibt (Sheldrake, 1993). Sheldrake bringt viele Beispiele für die Existenz der Telepathie bei Tieren. Ich möchte beispielhaft hier eines erwähnen, welches auf eine japanische Pressemeldung zurückgeht.

Auf einer Inselgruppe im Japanischen Meer, bei der die einzelnen Inseln keine Landverbindung untereinander haben, wohnen Affen, die sich vornehmlich durch Kartoffel ernähren, die auf diesen Inseln wachsen. Eines Tages fiel einem Affen seine Kartoffel ins Meer. Als er sie herausfischte und aß, entdeckte er die angenehme Beimischung von Salz in seiner Nahrung. Ab diesem Zeitpunkt begann er, seine Kartoffel vor jeder Mahlzeit in Salzwasser zu waschen. Bald kopierten ihn andere Affen auf seiner Insel und es wurde allgemein Brauch, die Kartoffel vor dem Verzehr durch Meerwasser zu salzen. Das Bemerkenswerte an diesem Verhalten war die Beobachtung, dass ab einer kritischen Anzahl von Affen, die vor dem Essen ihre Kartoffel im Meer wuschen, plötzlich auch alle Affen auf den benachbarten Inseln ihre Kartoffel vor dem Essen im Meer zu waschen begannen. Der Informationsaustausch zwischen den Affen erfolgte also nichtlokal.

Der bekannte Quantenphysiker David Bohm hat trotz wissenschaftlicher Kritik an Sheldrakes Theorien eine ernsthafte Diskussion seiner Arbeiten angeregt.

Fazit: Alles bleibt miteinander verbunden, nachdem es getrennt wurde. Das bedeutet auch, da wir vor dem Urknall nur ein Punkt waren und erst durch ihn räumlich getrennt wurden, dass wir durch das Potenzial, die Matrix, weiterhin miteinander verbunden bleiben. Alles steht im Universum weiter miteinander in Verbindung. Das versteht man unter dem Begriff Verschränkung.

Praktische Bedeutung bei der Anwendung der Quantenheilung: Die Verschränkung dient als Grundverständnis für Fernheilungen, Zeitreisen und Paralleluniversen, die ich im Kapitel „Die konkrete Anwendung der Quantenheilung“ genau beschreiben werde.

Das Signal aus dem Umfeld

Gene sind nur ein Bauplan.

Dieses Kapitel ist dem Zellbiologen Bruce Lipton gewidmet, der in seinen Publikationen als Erster darauf aufmerksam gemacht hat, dass unsere Gene nicht selbstständig in der Lage sind, unser Verhalten zu steuern.

Gene sind nur der Bauplan für die benötigten spezifischen Eiweißkörper (Proteine), die unser Verhalten bestimmen. Das bedeutet, Gene können nicht selbstständig aktiv werden. Sie benötigen ein Signal, um mit der Produktion benötigter Eiweißkörper zu beginnen. Woher aber kommt das Signal, vergleichbar mit einem Finger, der den Startknopf drückt? Es kommt aus dem Umfeld. Das Signal erreicht das Innere der Zelle durch Rezeptoren (Empfänger) an der Membran der Zelloberfläche. Es befinden sich etwa 300.00 Rezeptoren auf der Oberfläche jeder Zelle und jeder Rezeptor reagiert auf ein spezifisches Signal. Dieses Signal bringt – vereinfacht beschrieben – den Prozess der Eiweißsynthese in Gang.

Die Membran ist das Gehirn der Zelle.

Wo befindet sich das zentrale Steuerelement, das Gehirn der Zelle? Es ist überraschenderweise nicht der Zellkern im Inneren, sondern jene Membran an der Zelloberfläche, die die Zelle von der Umwelt abgrenzt. So wie unser Gehirn über seine Sinnesorgane in Kontakt mit der Umwelt tritt, tut es die Zelle an ihrer Zelloberfläche, der Membran, über ihre Rezeptoren.

Ein Experiment als Beweis dafür, dass der Zellkern nicht das Gehirn der Zelle ist: Bei einer Zerstörung des menschlichen Gehirnes, etwa bei einem Unfall, stirbt der Mensch sofort. Bei Entfernung des Zellkerns aus der Zelle lebt die Zelle aber bis zu zwei Monaten weiter. Sie erfüllt ihre Aufgaben wie Stoffwechsel, Fortpflanzung und Kommunikation mit anderen Zellen. Erst wenn die Proteine verbraucht sind, die zur Aufrechterhaltung dieser Funktionen benötigt werden, stirbt die Zelle, weil sie keinen Zellkern mehr besitzt, der sie laufend erneuert.

Interessanterweise entwickelt sich unser menschliches Gehirn im Embryonalstadium aus der gleichen Keimschicht wie die Haut. Alle unsere Rezeptoren wie Augen, Ohren, Nase, Zunge, Tastsinn sind Ausformungen der Haut und entwickeln sich ebenfalls aus dieser Keimschicht. Die Rezeptoren an der Zelloberfläche sind unseren Sinnesorganen vergleichbar.

Entscheidend dafür, dass die Eiweißproduktion im Zellkern beginnt, ist also der Rezeptor an der Membran, der das Signal aus dem Umfeld aufnehmen kann. Der Name des Rezeptors ist Wahrnehmung.

Der Rezeptor, die Fähigkeit zur Wahrnehmung in unserem Gehirn, ist ein spezifischer Teil des Denkens. Wir nennen es auch das innere Bewusstsein – im Unterschied zum äußeren Bewusstsein, so wie es Amit Goswami nennt (siehe weiter unten). Aber nicht nur mit unserem Gehirn nehmen wir wahr, sondern mit unserem ganzen Organismus, jeder Zelle, besonders aber mit dem Herzen.

Bewusstsein

Wir können uns Bewusstsein als eine Information vorstellen, die wir mittels Wahrnehmung, einer Art Antenne unseres Gehirns, als Signal aus dem Umfeld, der sogenannten Matrix, aufnehmen können: die Matrix, die uns als Teil ihrer selbst wiederum die Fähigkeit zum Schaffen hinterlassen hat.

Hier einige Hinweise für Leser, die sich um ein philosophisches Verständnis dieser Formulierungen bemühen und gerne die Paradoxien und Widersprüchlichkeiten der Quantenphysik mit dem Vermächtnis der herkömmlichen Physik und Philosophie auf einen Nenner bringen möchten. Ich bin mir dessen bewusst, dass die folgenden Überlegungen nicht leicht verständlich sind. Die folgenden Absätze können aber auch übersprungen werden, dies stört nicht das Verständnis der nachfolgenden Darlegungen.

Amit Goswami, ein amerikanischer Quantenphysiker aus der Universität von Oregon, hat ein bemerkenswertes Buch mit dem Titel *Das bewusste Universum* geschrieben (Goswami, 2007). Dort postuliert er das Bewusstsein als die Urmatrix alles Seienden, die Grundlage des Seins. Das Universum besteht nicht aus Materie, sondern aus Bewusstsein. Goswami, dessen Vater ein brahmanischer Priester in Indien war, ist von Kindheit an mit der mystischen Tradition des Ostens vertraut. Daher fiel es Goswami leicht, dieses Wissen mit den Erkenntnissen der modernen Wissenschaft zu verbinden.

Er beschreibt Bewusstsein nicht nur als ein unendlich großes Potenzial, als eine passive Datenbank, sondern meint, es sei selbst absichtsvoll und schöpferisch tätig. Es ist die Schöpfung, die sich selbst erschafft. Wir sind mit unserem Bewusstsein mit diesem größeren Bewusstsein durch das Phänomen der Verschränkung verbunden.[14]

Hier besteht ein Unterschied zur Vorstellung der Theosophen und des Begründers der Anthroposophie, Rudolf Steiner. Der nennt dieses Potenzial die *Akasha Chronik* und versteht sie als eine große passive Datenbank im Universum, in der alles aufgezeichnet ist, was bereits geschehen ist und was geschehen wird. Bei Goswami ist diese Datenbank aber etwas Aktives, ein auswählendes Subjekt, das sich manifestiert und welches erlebt, was es sich ausgesucht hat. Durch diese Formulierung wird Bewusstsein definiert.

Diese Überlegungen sind etwas völlig Neues. Sie verbinden das Wissen der Quantenphysik mit altem, spirituellem Gedankengut des Ostens und machen den Versuch, die Quanten-Paradoxien, mit denen wir uns plagen, innerhalb einer sogenannten idealistischen Philosophie aufzulösen. Es ist bereichernd, sich damit auseinanderzusetzen.

Zurück zu der Aufnahmefähigkeit des Signals aus dem Umfeld mittels unserer bewussten Wahrnehmung:

---

14 Zur Klarstellung der Begriffe: Von dem Bewusstsein unterscheidet Goswami die Bewusstheit, jenen geistigen Raum, worin einzelne Objekte des Bewusstseins, etwa Gedanken, voneinander unterscheidbar sind.

Ich habe den Rezeptor für Bewusstsein mit einer Antenne verglichen. Man könnte den Rezeptor auch als ein Mikrophon ansehen, durch welches wir Botschaften aus der Matrix empfangen. Damit ein Mikrophon nicht zu sehr durch Reibung an Aufnahmequalität einbüßt, also optimal funktioniert, sendet seine Aufnahmemembran selbst Schwingungen aus. Diesen Trick, welchen Radioingenieure erfanden, nennt man „aktive Filterung“. Nach diesem Prinzip funktioniert auch das menschliche Ohr. Das Innenohr ist ein aktives System. Es emittiert sowohl spontan als auch in Reaktion auf hereinkommenden Schall mittels seiner Basilarmembran schwache Signale (Manfred Euler in Grössing, 1993).

Dieses Selbstschwingen unseres Rezeptors erzeugen wir durch alle Formen von Meditationen und Bewusstseinsübungen, von denen ich im Anhang dieses Buches zwei beschreiben werde.

Die Erzeugung von Rezeptoren

Manchmal kommt aus dem Umfeld ein Signal, für das wir keinen Rezeptor besitzen. Wir können aber solch einen Rezeptor herstellen. Die Vorlage dazu finden wir in den Genen. Das Signal könnte ein Oberton sein.

Der Produktionsprozess verläuft wie folgt: Durch das Signal aus dem Umfeld bekommen bestimmte Eiweißkörper den Impuls, Teile einer Schutzschicht freizulegen, die das Gen umhüllen. Der freigelegte Teil wird nun kopiert und es entsteht das benötigte Eiweiß, der Rezeptor. Nach Abschluss des Vorgangs umhüllen die Proteine wieder das Gen, das somit nicht weiter aktiv bleibt. Ab dann sind wir in der Lage, Obertöne zu hören, was uns bewegt, bestimmter Musik mit Freude zu lauschen.

Am Beginn des Produktionsprozesses zu Herstellung bestimmter Eiweißkörper steht also das Umweltsignal, welches vom Rezeptor aufgenommen wird. Dieses setzt erst den Vorgang in Bewegung, der letztlich Proteine erzeugt, die ihrerseits eine Struktur schaffen. Diese hat eine Funktion und diese Funktion ist unser Verhalten.

Als Beispiel nehmen wir das Auftauchen eines Tigers in unserem Blickfeld. Das Signal ist in diesem Falle ein optisches. Über unsere Augen als Rezeptoren gelangt das Signal in unser Gehirn. Dort entsteht ein sekundäres Signal, welches den Befehl an die Nebennierenrinde schickt, Stresshormone freizusetzen und neue zu produzieren. Diese Stresshormone schalten unser Bewusstsein aus und wir fahren ab sofort mit unserer unbewussten Automatik. Diese ist auf Flucht oder Angriff programmiert. Wir haben keine Zeit nachzudenken, wenn ein Tiger naht. Die Reaktionsgeschwindigkeit unbewusster Handlungen (dafür stellt das Gehirn 95 % an Kapazität zu Verfügung), also unserer Automatik, ist im Vergleich mit unserem Bewusstsein (dafür stellt das Gehirn nur 5 % an Kapazität zur Verfügung) sehr groß.

Wenn wir das Bewusstsein mit einem Prozessor vergleichen, dessen Leistung vierzig Bits pro Sekunde wäre, hätte das Unbewusste als Prozessor vier Millionen Bits pro Sekunde zur Verfügung.

Das Signal aus dem Umfeld ist in unserem Beispiel die Wahrnehmung des Tigers. Das sekundäre Signal ist die Aufforderung an die Gene, Stresshormone zu produzieren, die unser Fluchtverhalten bewirken.

Epigenetische Steuerung

Man nennt den Einfluss des Signals von außen auf die Zelle oder den Organismus, der ja eine Gemeinschaft von Zellen darstellt, epigenetische Steuerung, „epi“, da der Start zur Produktion von Eiweißkörpern durch die Gene mit dem Umweltsignal beginnt, welches von außen kommt. Das Startsignal entsteht nicht aus sich selbst heraus. Wir können daher nicht mehr länger davon ausgehen, dass wir Opfer unserer Gene sind, die etwa für bestimmte Krankheiten als Ursache angesehen werden.

Falls wir ein Gen besitzen, das die Fähigkeit hat, Krebszellen zu produzieren, heißt das noch nicht, dass dieses Gen aus sich heraus plötzlich aktiv werden kann. Die Aktivierung erfolgt durch das Umfeld, zum Beispiel unsere Lebensumstände. Wenn wir unsere Aufmerksamkeit auf den Einfluss unserer Umgebung richten und entsprechend reagieren, sind wir dadurch nicht mehr passiv unserem genetischen Schicksal ausgeliefert. Es geht darum, nährende Beziehungen zu suchen und zu schaffen, krankmachende zu verändern oder aus ihnen auszusteigen. Damit wird uns auch die Verantwortung bewusst, die wir für unser Leben tragen.

Welche Relevanz hat das Signal aus dem Umfeld nun für die praktische Arbeit mit Quantenheilung? Das Signal empfangen wir, wenn wir uns mit dem Potenzial verbinden. Sämtliche Informationen, die dort gespeichert sind und darauf warten, abgerufen zu werden, stehen uns zur Verfügung. Also zum Beispiel ein gesundes schmerzfreies Knie, eine gesunde Brust, frei von Krebszellen, ein klarer, schmerzfreier Kopf und so fort.

Dieses Signal erzeugt im elektromagnetischen Feld der Patienten die benötigten Strukturen zur Heilung. Diese befanden sich zunächst in Superposition in Form einer Welle und werden durch unsere Wahrnehmung zum Kollabieren am gewünschten Ort gebracht.

Dazu passt der Satz aus dem Mahayana Buddhismus: Realität existiert nur dort, wo der Geist seinen Verstand hinrichtet.

Bewusstsein und Wahrnehmung

Eine wesentliche Voraussetzung für die Tätigkeit des Heilens ist das Bewusstsein des Behandlers. Die Ausrichtung unserer bewussten Wahrnehmung und Achtsamkeit auf die Bewusstseinsinhalte per se bewirkt bereits Heilung. Sie ist gleichsam die Antenne, mit der wir Signale aus dem Feld empfangen, die wir zum Anstoß der Selbstheilungstendenz des Organismus benötigen.

Wie weiter oben beschrieben, ist nach Goswami mit Bewusstsein jene Grundlage des Seins gemeint, welche sich als auswählendes Subjekt manifestiert und erlebt, was sie sich aussucht. Bewusstsein besitzt also eine Eigendynamik, es erschafft sich selbst und reflektiert sich gleichzeitig dabei. Die Quantenphysiker beziehen sich bei diesem Paradox auf den Begriff der sogenannten verflochtenen Hierarchie. Eine Vorstellung davon können wir uns am besten durch das Betrachten des Bildes von Escher vorstellen, worin eine linke Hand eine rechte Hand zeichnet, die ihrerseits wieder eine linke Hand zeichnet.

Auch eine Anekdote aus dem Leben der bekannten Schriftstellerin Gertrude Stein mag das Wesen der verflochtenen Hierarchie erklären. Auf ihrem Sterbebett, um das ihre engsten Vertrauten versammelt waren, stellte sie plötzlich die Frage: „Und was ist die Antwort?“ Niemand im Raum wusste etwas zu erwidern. Gertrude Stein schloss die Augen. Plötzlich richtete sie sich nochmals auf und fragte: „Und was ist die Frage?“ Dann fiel sie zurück und starb. Eine Antwort schafft neue Fragen und die Fragen schaffen wiederum Antworten.

Das universelle Bewusstsein steht durch Verschränkung mit unserem individuellen Bewusstsein in Verbindung. Daher können wir uns mit ihm mittels unserer Wahrnehmung verbinden.

Signale aus dem Umfeld können von uns entweder klar oder zunächst unverständlich empfangen werden. Kinästhetische Botschaften sind zum Beispiel die sogenannte somatische Resonanz. Sie besteht, wie schon erwähnt, aus Körperempfindungen des Behandlers, die durch ein Signal aus dem Feld des Patienten hervorgerufen werden. Das erweist sich besonders dann nützlich, wenn die Empfindungen dem Patienten im Augenblick gar nicht bewusst sind.

An Beispielen aus meiner Praxis möchte ich solche Wahrnehmungen beschreiben.

Ein Klient kommt mit massiven Beschwerden von innerer Unruhe und Nervosität. Er nennt viele Ereignisse, die derzeit in seinem Leben Ursache für sein Ungleichgewicht sein könnten. Er selbst kann es aber nicht an einem spezifischen Thema festmachen, sodass wir zunächst allgemein an Entspannung und innerer Ruhe arbeiten, ohne uns auf ein bestimmtes Thema zu fokussieren. Während der Arbeit taucht in meinem Kopf das Wort „Beth“ auf. Ich kenne das Wort nicht und kann nichts mit dieser „Botschaft“ anfangen. Ich habe allerdings im Laufe der Zeit gelernt, alle Informationen, die ich erhalte, als wichtig anzusehen, seien sie noch so unverständlich oder irrational. Im konkreten Beispiel mache ich zunächst den Fehler, über das Wort rational nachzudenken und frage den Klienten, ob er vielleicht eine wichtige Bezugsperson hat, die Elisabeth heißt. Da er verneint, gehe ich nicht weiter auf dieses Thema ein. Nach der Sitzung sehe ich im Internet unter dem Begriff „Beth“ nach. Es handelt sich einerseits um den zweiten Buchstaben im hebräischen Alphabet und als Weiteres trägt der Begriff die Bedeutung „Haus“. Es stellte sich in der nächsten Sitzung heraus, dass der Klient gerade sein Haus umbaut und dies derzeit den größten Stressfaktor für ihn darstellt. Wir fokussieren daraufhin unsere Arbeit auf dieses Thema.

Ein Beispiel zur somatischen Resonanz: Ein Klient kommt mit dem Thema Angst und Spannung. Er liegt verspannt auf der Behandlungsliege. In diesem Augenblick spüre ich ein Zusammenziehen meines eigenen Zwerchfells, was Druck in meiner Magengrube auslöst. Spontan lege ich meine Hand auf seine Magengegend, worauf er plötzlich körperlich und emotional stark zu reagieren beginnt. Ein Thema taucht auf, welches mit seinen Ängsten zusammenhängt, und wir beginnen dieses Thema zu bearbeiten.

Das Vertrauen zu den Bildern, die in meinem Inneren auftauchen, und zu meiner Fähigkeit der somatischen Resonanz hat mein Spektrum an Interventionsmöglichkeiten enorm erweitert. Wenn Sie diese Zeilen lesen und Ihnen ähnliche Erfahrungen fremd sind, verwerfen Sie nicht gleich die Möglichkeit, dass solche Erfahrungen auch für Sie möglich sind. Lassen Sie es einfach offen, dass Sie diese

Fähigkeit auch besitzen, ohne bisher darauf geachtet zu haben. Wir sind es gewohnt, Erfahrungen anderer, die uns fremd sind, zunächst anzuzweifeln oder, wenn sie irgendein Glaubenssystem in uns bedrohen, lächerlich zu machen. Wenn Sie zunächst auch so reagieren, machen Sie sich bewusst, dass Sie damit eine Tür zumachen, die Ihnen hilfreich offen stehen könnte.

Die Schärfung unserer Wahrnehmung

Wie können wir unsere bewusste Wahrnehmung schärfen? Dazu gibt es Tausende Wege, die Tausende Meister im Laufe der menschlichen Geschichte ihren Schülern als Anleitung mitgegeben haben. Einer der bekanntesten war Buddha Gautama, der die Meditation als den Weg dafür beschrieben und vorgelebt hat. Zen, das Kind des Buddhismus und des Taoismus, verwendete die Meditation über einen Koan als Weg zur Erleuchtung, die mit maximaler Bewusstheit, Aufmerksamkeit, umschrieben werden kann.

Ich möchte dem Leser hier einen westlichen Koan vorstellen, der sich gut als Beispiel für diesen Weg eignet. Es ist die Parabel vom Türhüter.

Vor dem Gesetz

(Franz Kafka, Originaltext aus: „Der Prozess")

Vor dem Gesetz steht ein Türhüter. Zu diesem Türhüter kommt ein Mann vom Lande und bittet um Eintritt in das Gesetz. Aber der Türhüter sagt, dass er ihm jetzt den Eintritt nicht gewähren könne. Der Mann überlegt und fragt dann, ob er also später werde eintreten dürfen.

„Es ist möglich", sagt der Türhüter, „jetzt aber nicht."

Da das Tor zum Gesetz offensteht wie immer und der Türhüter beiseitetritt, bückt sich der Mann, um durch das Tor in das Innere zu sehn. Als der Türhüter das merkt, lacht er und sagt:

„Wenn es dich so lockt, versuche es doch, trotz meines Verbots hineinzugehen. Merke aber: Ich bin mächtig. Und ich bin nur der unterste Türhüter. Von Saal zu Saal stehen aber Türhüter, einer mächtiger als der andere. Schon den Anblick des dritten kann nicht einmal ich mehr ertragen."

Solche Schwierigkeiten hat der Mann vom Lande nicht erwartet; das Gesetz soll doch jedem und immer zugänglich sein, denkt er, aber als er jetzt den Türhüter in seinem Pelzmantel genauer ansieht, seine große Spitznase, den langen, dünnen, schwarzen tatarischen Bart, entschließt er sich, doch lieber zu warten, bis er die Erlaubnis zum Eintritt bekommt. Der Türhüter gibt ihm einen Schemel und lässt ihn seitwärts von der Tür sich niedersetzen.

Dort sitzt er Tage und Jahre. Er macht viele Versuche, eingelassen zu werden und ermüdet den Türhüter durch seine Bitten. Der Türhüter stellt öfters kleine Verhöre mit ihm an, fragt ihn über seine Heimat aus und nach vielem andern, es sind aber teilnahmslose Fragen, wie sie große Herren stellen, und zum Schlusse sagt er ihm immer wieder, dass er ihn noch nicht einlassen könne. Der Mann, der sich für seine Reise mit vielem ausgerüstet hat, verwendet alles, und sei es noch so wertvoll, um den Türhüter zu bestechen. Dieser nimmt zwar alles an, aber sagt dabei:

„Ich nehme es nur an, damit du nicht glaubst, etwas versäumt zu haben."

Während der vielen Jahre beobachtet der Mann den Türhüter fast ununterbrochen. Er vergisst die andern Türhüter, und dieser erste scheint ihm das einzige Hindernis für den Eintritt in das Gesetz. Er verflucht den unglücklichen Zufall, in den ersten Jahren rücksichtslos und laut, später, als er alt wird, brummt er nur noch vor sich hin. Er wird kindisch, und, da er in dem jahrelangen Studium des Türhüters auch die Flöhe in seinem Pelzkragen erkannt hat, bittet er auch die Flöhe, ihm zu helfen und den Türhüter umzustimmen. Schließlich wird sein Augenlicht schwach, und er weiß nicht, ob es um ihn wirklich dunkler wird, oder ob ihn nur seine Augen täuschen. Wohl aber erkennt er jetzt im Dunkel einen Glanz, der unverlöschlich aus der Türe des Gesetzes bricht. Nun lebt er nicht mehr lange. Vor seinem Tode sammeln sich in seinem Kopfe alle Erfahrungen der ganzen Zeit zu einer Frage, die er bisher an den Türhüter noch nicht gestellt hat. Er winkt ihm zu, da er seinen erstarrenden Körper nicht mehr aufrichten kann. Der Türhüter muss sich tief zu ihm hinunter neigen, denn der Größenunterschied hat sich sehr zuungunsten des Mannes verändert.

„Was willst du denn jetzt noch wissen?“ fragt der Türhüter, „du bist unersättlich.“

„Alle streben doch nach dem Gesetz“, sagt der Mann, „wieso kommt es, dass in den vielen Jahren niemand außer mir Einlass verlangt hat?“

Der Türhüter erkennt, dass der Mann schon an seinem Ende ist, und, um sein vergehendes Gehör noch zu erreichen, brüllt er ihn an:

„Hier konnte niemand sonst Einlass erhalten, denn dieser Eingang war nur für dich bestimmt. Ich gehe jetzt und schließe ihn.“

Wenn im Zen ein nach Selbsterkenntnis suchender Schüler zu einem Meister kommt, um Antworten auf seine existenziellen Fragen zu finden, bekommt er anstatt einer Antwort üblicherweise vom Meister einen Koan. Ein Koan ist scheinbar ein Rätsel, ist jedoch auf der inhaltlichen Ebene nicht lösbar. Durch die Beschäftigung mit dem Koan, im klassischen Zen sind es symbolisch zehn Jahre, schärft der Schüler sein Bewusstsein. Am Anfang kommt er oft stolz mit einer Lösung des Rätsels zum Meister, wird aber immer wieder weggeschickt und soll weiter über die gestellte Frage meditieren. Die Lösung erfolgt plötzlich auf einer anderen Ebene, als der Schüler erwartet hat. Die gefundene Antwort ist nicht eine Antwort auf die gestellte Frage, sondern eine Erkenntnis über die eigene Existenz. Im fernen Osten wird dieser Zustand Erleuchtung genannt. Was den Schüler weitermachen und nicht verzweifeln lässt, ist die liebevolle Begleitung seines Meisters, der besonders knapp vor dem entscheidenden Augenblick präsent ist und den Schüler ermuntert, zentriert zu bleiben und die Bewusstwerdung geschehen zu lassen. Dies ist keine Anstrengung und hat nichts mit Fleiß und Bemühen zu tun. Es ist die bewusste Wahrnehmung, im Buddhismus Achtsamkeit genannt, welche aus sich selbst heraus den Quantensprung ermöglicht. Wie beschrieben handelt es sich dabei um einen Sprung ohne Zwischenschritte und ohne messbaren zeitlichen Ablauf. [15]

Nun lassen Sie uns in dieser Parabel gemeinsam die Weisheit erkennen, die sie in sich birgt.

Es gibt keinen Trick, den der Mann vom Lande ausgelassen hat, um den Türhüter zu überlisten. Dies ist meist der erste Ansatz der Menschen, die sich die Frage stellen, wie sie selbst wohl durch das Tor in das Innere hineingekommen wären. Es ist nicht eine Frage der Schlauheit oder der Gewalt, ins Innere des Gesetzes zu kommen. Die Anziehungskraft, die diese Parabel auf uns ausübt, hat etwas damit zu tun, dass wir alle, meist ein Leben lang, symbolisch vor diesem Tor stehen.

Nehmen Sie sich als Leserin oder Leser ein paar Minuten Zeit, um tiefer in diesen scheinbar unlösbaren Konflikt einzutauchen.

Ich ersuche Sie sich vorzustellen, dem Torhüter gegenüber zu sitzen, ihn als Person zu visualisieren und ihm alles zu sagen, wozu Sie im Augenblick das Bedürfnis haben. Es können dabei Wünsche und Sehnsüchte, die in Ihrem Inneren seit langer Zeit unerfüllt vorhanden sind, auftauchen. Sprechen Sie alle Gefühle aus, ohne etwas zurückzuhalten. Sprechen Sie den Torhüter, der Sie am Betreten dieses mysteriösen Ortes hindert, wo eine Lösung aller Probleme möglich scheint – genannt das Gesetz – direkt an. Verwenden Sie in Ihren Sätzen die Du Form.

Wenn alles ausgesprochen und ausgedrückt ist, wechseln Sie die Position. Dies kann auch räumlich geschehen, indem Sie sich in einen leeren Stuhl, der Ihnen gegenübersteht, setzen. Identifizieren Sie sich nun vollständig mit dem Torhüter und seiner Funktion, Sie am Betreten des Gesetzes zu hindern. Geben Sie ihm eine Stimme und erklären Sie ihrem, nun gegenübersitzenden Selbst, warum Sie es nicht durch das Tor hineinlassen. Sprechen Sie alles aus, was Ihnen einfällt, halten Sie auch dabei Ihre Emotionen nicht zurück. Wechseln Sie wieder die Seiten, um zu antworten. Geben Sie diesem Dialog ausreichend Zeit.

---

[15] Ich verweise im Weiteren auf die ausführliche Beschreibung dieses Phänomens in meinem Buch *Emotionale Reintegration – Der sanfte Weg* im Kapitel 4: „Verständnis des therapeutischen Prozesses“.

Sie werden irgendwann überrascht feststellen, dass beide Figuren, mit denen Sie sich identifiziert haben, Ihr scheinbar schwaches Ich, welches Einlass fordert und der scheinbar übermächtige Torhüter, gleich stark sind. Ihr Selbst ist gar nicht so schwach und fordert vehement und unaufhörlich Einlass. Es bindet den Torhüter an seine Aufgabe. Der Torhüter sieht keinen Sinn in seiner Funktion und würde auch gerne etwas anderes im Leben tun, als sich ausschließlich Tag und Nacht mit Ihnen zu beschäftigen. Zum Beispiel würde er gerne mit seiner Frau, seinen Kindern und Freunden zusammen sein und das Leben genießen. Es gibt keine Lösung auf der inhaltlichen Ebene und keinen Sieger. Am Ende der Parabel haben beide ihr Leben versäumt.

Dies ist vielleicht der Punkt, wo Sie aufgeben möchten, weiter eine Lösung zu suchen. Dies hat auch der Mann getan, der schließlich vor dem Tor gestorben ist, ohne in das Innere des Gesetzes zu gelangen.

Seien Sie beruhigt, meine bisherige Anleitung hatte den Zweck, Sie an diesen Punkt zu begleiten. Sie befinden sich knapp vor der Lösung.

Sie haben keine Niederlage erlitten, sondern Sie sind lediglich dort angelangt, wo Sie erkennen, dass Sie das scheinbare Problem loslassen müssen, um der Lösung nicht im Wege zu stehen. Sie haben keine Niederlage durch das Scheitern auf der Ebene der Polaritäten erlitten, sondern sind bereit, dass das Problem sich selbst löst. Diese Lösung von selbst kann aber erst dann eintreten, wenn Sie die Argumentationsmöglichkeiten beider Gegenspieler völlig ausgeschöpft haben. Erst dann ist es möglich, den Quantensprung aus der Ebene der Polarisation heraus zu erleben. Dies ist kein „Machen", dies ist ein „Zulassen".

Spüren Sie nun in sich hinein. Bleiben Sie zentriert und wenn es Ihnen hilft, stellen Sie sich vor, dass ich Sie in diesem Augenblick begleite. Als eine Person, der dieser Weg vertraut ist, der ihn schon oft gegangen ist. Tun Sie nichts, sonst fallen Sie zurück auf die Ebene der Gegensätzlichkeiten. Seien Sie sich Ihrer selbst bloß bewusst. Es ist das Nichthandeln, welches jetzt eine Veränderung bewirkt. Augenblicklich, ohne messbares Zeitintervall, finden Sie sich auf einer anderen Ebene wieder.

Sie erkennen, dass der Torhüter, der Ihnen schon geraume Zeit ziemlich vertraut vorkam, ein Teil Ihres Selbst ist. Es gibt keinen Torhüter außerhalb Ihres Selbst, kein Tor und Sie müssen keinen Weg zurücklegen, um ins Innere des Gesetzes zu gelangen. Sie sind und waren immer schon dort. Derjenige, der Ihnen im Wege gestanden ist, waren Sie selbst. Möglicherweise trugen diese Aspekte Ihres Selbst die Gesichter Ihrer Eltern oder anderer wichtiger Bezugspersonen aus Ihrer Kindheit, die Sie mit einengenden Glaubenssätzen programmiert haben. Diese Personen leben vielleicht gar nicht mehr, aber Sie tragen dennoch die Bilder von Ihnen in sich. Alle Projektionen auf den Torhüter können nun als Anteile Ihres Selbst integriert werden. Der Torhüter, das Tor, der Mann vom Lande, der Einlass begehrt, sind verschwunden. Sie sind am Ziel, wo Sie niemals hinkommen konnten, weil Sie schon dort waren.

Ich weiß nicht, wie es Ihnen jetzt geht. Sind Sie erleichtert, dass nur Sie selbst es gewesen sind, der sich im Wege stand? Oder sind Sie ruhig und friedlich, weil Sie fühlen, in Ihrem Inneren angekommen zu sein und die Zeit des Kampfes vorbei ist?

Ich wünsche es Ihnen jedenfalls, nachdem wir gemeinsam diese kurze Reise gemacht haben, die als Methode im Zen-Buddhismus und in der Gestalttherapie angewendet wird, um das eigene Bewusstsein zu erweitern.

Der Glaube als Weg zum Wissen

Oft hören wir die kritisch gemeinten Worte: „Glauben heißt nichts wissen!“ Ich persönlich kann mich dieser Meinung durchaus anschließen, wenn auch in einem anderen Sinne. Der Glaube ist ein Weg, den man benützen kann, um zum Wissen zu gelangen.

Wenn wir uns die Bedeutung des Wortes glauben im Deutschen ansehen, so ist die ursprüngliche Bedeutung im Mittelhochdeutschen und im Althochdeutschen: „Etwas für lieb halten“. Dies steht jedem frei, wir dürfen es nur nicht anderen aufdrängen wollen. Glauben ist in der Wissenschaft durchaus gebräuchlich, nur wird er dort anders genannt, nämlich Hypothese. Wir stellen eine Hypothese auf und führen Experimente durch, um die Hypothese zu bestätigen oder zu widerlegen. Machen wir eine positive Erfahrung durch das Experiment, verwandelt sich die Annahme in eine Bestätigung. Glaube wird zu Wissen.

Wenn ich daran glaube, dass eine bestimmte Behandlung meine Schmerzen lindern kann, werde ich wahrscheinlich diese Behandlung ausprobieren. Falls sie zum wiederholten Male meine Schmerzen löst, weiß ich, dass sie mir hilft. Dies muss nicht bedeuten, dass sie jedem Menschen hilft, und ich werde vorsichtig bei Empfehlungen dieser Behandlungsmethode sein. Für mich werde ich sie sicherlich weiter nützen.

Das Machen eigener Erfahrungen ist wichtig und unumgänglich.

Ich habe lange Zeit in der Gegenwart eines spirituellen Lehrers verbracht. Soweit ich beobachten konnte, hat keiner seiner Schüler dort Erleuchtung erlangt. Obwohl der Lehrer ausführlich seine eigenen Erfahrungen weitergegeben hat, um den Weg aufzuzeigen, wie man zur Erleuchtung gelangt. Mit der Zeit ist mir bewusst geworden, dass zu Füßen eines Meisters zu sitzen so ist, als ob man eine Wegbeschreibung zu einem bestimmten Ziel studiert, ohne sich auf den Weg zu machen, um ihn zu gehen. Anders gesagt: Dort zu sitzen, um erleuchtet zu werden, bedeutet dort zu sitzen, anstatt zur Erleuchtung zu gelangen. Leider funktioniert das Kopieren des Weges eines anderen nicht. Jeder Mensch muss seine eigenen Erfahrungen machen und kann sie nicht unmittelbar weitergeben. Was man vermitteln kann, ist lediglich, dass es möglich ist, ans Ziel zu gelangen. Dies schafft den Mut, es selbst auszuprobieren. Ich kann diesen Absatz allerdings nicht beenden, ohne darauf hinzuweisen, dass „der Weg“ nur symbolisch für eine Erkenntnis steht. Es geht darum zu erkennen, dass wir nirgendwo hingelangen können, wo wir nicht schon sind. Wir können nicht erleuchtet werden, weil wir es immer schon waren und es nur vergessen haben.

Und wieder begegnen wir in dem Satz, dass kein Weg zur Erleuchtung führt, dem Begriff der Nichtlokalität der Quantenphysik.

Die Geburt des Egos bei der Trennung des Selbst von der Einheit ist ja eine Täuschung, da wir nie getrennt worden sind. Wir bleiben durch die Verschränkung mit dem Ganzen für immer verbunden.

Zum Abschluss dieses Themas möchte ich noch eine kurze Sufi-Geschichte erzählen, die die Subjektivität von Wahrheit unterstreicht.

Bei einer Bootsfahrt fragt ein Jünger seinen Meister, was man tun müsse, um über das Wasser gehen zu können. Der Meister sagt, ohne zu zögern: „Alles, was du tun musst, ist laut die Worte ‚Allah hu‘ zu wiederholen.“ Der Schüler steigt aus dem Boot, wiederholt laut die Worte „Hu Allah“ und geht über das Wasser. Der Meister ist erstaunt, hat doch der Schüler in der Aufregung die Worte vertauscht und kann doch über das Wasser gehen. „Vielleicht liege ich falsch“, denkt der Meister, steigt auch aus dem Boot und wiederholt laut die Worte „Hu Allah“ und ertrinkt.

An dieser Stelle möchte ich einige Hinweise darauf geben, wie man durch Religion geschädigte Menschen therapeutisch zum Glauben und seiner positiven Funktion zurückführen kann. Leider finden wir bei unserer Tätigkeit als Therapeuten nicht wenige Menschen, die durch die Kirche, in unserer mitteleuropäischen Kultur ist es die katholische Kirche, schon in ihrer Kindheit geschädigt wurden. Nicht nur der sexuelle Missbrauch, sondern das Erzeugen von Schuldgefühlen bei Kindern kann schweren seelischen Schaden zufügen.

Den Glauben zu verlieren ist jedoch eine zusätzliche Behinderung zum erlittenen Trauma. Ohne ihn können wir in den Prozess der Heilung nicht eintreten. Der Glaube, die Hypothese, stellt ja den Weg zum Wissen dar. Nur wenn wir uns auf das Experiment der Behandlung einlassen, können wir die Erfahrung machen, dass sie uns hilft oder nicht hilft. Wenn sie uns zum wiederholten Male geholfen hat, brauchen wir nicht mehr zu glauben, wir wissen.

Als Therapeut suche ich herauszufinden, ob es eine frühe Erinnerung an eine religiöse Erfahrung gibt, die positiv besetzt ist, die aus einer Zeit vor der Traumatisierung stammt. Häufig ist es bei einer katholischen Erziehung die Erinnerung an einen Schutzengel oder ein Heiligenbild, welches Trost, Hilfe und Zuversicht gespendet hat. Ich ersuche meine Klienten sich dieses Bild wieder ins Gedächtnis zu rufen, meist als optische Wahrnehmung. Ich bin ein Befürworter der personalen Darstellungen von spirituellen Symbolen, da wir, vor allem als Kinder gewohnt sind, in Bildern zu denken. Die Abstraktion ist mehr eine Sache des Erwachsenseins. Es ist leichter sich den lieben Gott als alten Mann mit Bart vorzustellen, als einen Hauch oder als Dreieck. Auch den Heiligen Geist kann man sich leichter als eine Taube vorstellen als etwa den Begriff der Beziehung.

Wenn der Klient so ein Bild in sich trägt, ermuntere ich ihn zunächst, es zu benennen. Bei einem Schutzengel soll der Klient nach dem Namen des Engels suchen. Ich gebe dabei keine Hilfe. Wenn er ihn gefunden hat, ermuntere ich ihn, mit dem Schutzengel in Kontakt zu treten. Und zwar im Sinne eines Dialoges. Dies bedeutet Fragen zu stellen und auf Antworten zu warten. Also den Dialog nicht als Monolog zu führen, etwa wie bei einer Email, bei der ich Briefe abschicke, ohne im Posteingang nachzusehen, ob eine Antwort gekommen ist.

Vertrauen Sie darauf, dass Antworten kommen – meist in Form von Symbolen, die an die fragende Person gerichtet sind. Ich interpretiere sie niemals. Diese Antworten sind nur für diese eine Person bestimmt.

Zum Glauben bei der Anwendung der Quantenheilung.

Wenn ich daran glaube, dass es mir durch die Behandlung besser gehen wird, vergrößert sich die Wahrscheinlichkeit, dass dies auch zutreffen wird. Wenn ich die Möglichkeit der Besserung von vornhinein ausschließe, verkleinert sich die Wahrscheinlichkeit dafür deutlich. Ich spreche hier bewusst vom Glauben an die Heilung, nicht vom Kampf gegen die Krankheit. Diese Einstellung führt, wie Untersuchungen bei Krebspatienten gezeigt haben, nicht zum Erfolg. Die Überlebensrate von Personen, die gegen ihre Krebserkrankung gekämpft haben, und jene von Menschen mit der gleichen Erkrankung, die sich in ihr Schicksal ergeben haben, war überraschenderweise gleich groß. Bei dem Kampf gegen eine Erkrankung kämpfe ich dabei letztlich gegen mich selbst, da die Krankheit ein Teil von mir ist.

Ich hoffe, den Leserinnen und Lesern, die sich selbst als ungläubig bezeichnen, durch meine bisherigen Ausführungen den Druck genommen zu haben, der ihnen wahrscheinlich früher einmal gemacht wurde. Als man sie unter Androhung von Liebesverlust und der Verdammung zwingen wollte, an etwas zu glauben. Sehen sie bewusstes Glauben als eine spielerische Möglichkeit, Erfahrungen machen zu können. Ich verwende deshalb die Formulierung „bewusst“, da die meisten von uns ohnehin unbewusste Glaubenssysteme besitzen. Zum Beispiel der Glaube an ein unausweichliches genetisches Schicksal, an die alleinige Gültigkeit der Newtonschen Gesetze in der Physik, der Glaube die Vollkommenheit des Partners im Stadium der Verliebtheit, der Glaube daran, dass man nur mit Anstrengung ein Ziel erreichen kann. Schauen Sie einmal bei sich selbst, auf wie vielen Annahmen Ihr Leben beruht. Sind die Annahmen allerdings unbewusst, lassen sie sich nicht überprüfen, sondern steuern uns bei unseren Entscheidungen, ohne dass wir es merken. Es erscheint daher sinnvoll, sich ihrer bewusst zu werden, um sie dann nach einer Überprüfung als nützliches Wissen anzuwenden oder zu verwerfen.

Immer wieder wird der Glaube enttäuscht. Lassen Sie den Kopf deshalb nicht hängen. So geht es den Wissenschaftlern auch. Ihr Glaube, ihre Hypothese hält oft der Überprüfung durch das Experiment nicht stand. Dennoch hören sie nicht auf, neue Hypothesen aufzustellen, an neue Lösungsmöglichkeiten zu glauben. Es ist unsere Neugierde, die uns weitertreibt und neue Ufer entdecken lässt. Freud sprach vom kindlichen sexuellen Trieb als Antriebskraft der Neugierde. Dieser ist wohl einer unserer stärksten Triebe, daher wird unsere Neugierde nach neuen Erfahrungen nicht versiegen.

Nach meiner jahrzehntelangen Tätigkeit als Psychotherapeut kann ich sagen, dass es in der Psychotherapie im Wesentlichen um den Beziehungsaspekt zwischen uns als Individuen und der Ganzheit geht. Wir leiden unter dem Gefühl der Getrenntheit. Dieses Thema erscheint unter verschiedenen Aspekten. In der Elternbeziehung, der Sexualität und spätestens ab der Lebensmitte, in Form von spirituellen Fragen.

Die Verarbeitung von Traumen von Getrenntheit geschieht bei Männern und Frauen in unterschiedlicher Weise. Männer suchen den Schmerz der Getrenntheit mehr durch die geschlechtliche Vereinigung zu lösen. Für Frauen hingegen ist es die liebevolle Beziehung zum Partner, welche das schmerzvolle Gefühl der Getrenntheit auflöst. Erst dann kommt das Interesse an der sexuellen Vereinigung. Natürlich gibt es Umstände, wo unser biologisches Basisprogramm, welches Reproduktion lautet, bei beiden Geschlechtern absolut Priorität bekommt.

Die Situation des Mannes ist aufgrund bestimmter Brüche in seiner Entwicklung anders. Er geht dabei durch drei Trennungsphasen hindurch. Zunächst, einige Wochen nach der Befruchtung, entwickelt sich jedes Ei zu einem weiblichen Embryo. Das bedeutet, am Anfang sind wir alle weiblich. Der Embryo muss sich unter dem Einfluss von männlichen Hormonen, falls der genetische Code XY lautet, in einen männlichen umwandeln. Zweitens erleben wir alle ein Trennungstrauma durch die Geburt. Die Durchtrennung der Nabelschnur erleben beide Geschlechter gleich. Ein drittes Mal erfolgt die Trennung beim Mann, wenn der Junge seine männliche Identität finden will. Er muss sich von der Mutter ab- und dem Vater zuwenden, um sich mit ihm als Mann zu identifizieren. Dies ist ein schmerzlicher Prozess, eine Wunde, die nie verheilt. Freud nannte diese Sehnsucht nach der Wiedervereinigung die „ozeanischen Gefühle". Der Geschlechtsakt ist beim Mann stärker als Symbol für diese Wiedervereinigung ausgeprägt.

Die Frau braucht diese Abkehr von der Weiblichkeit nie zu vollziehen, da ihre Identität weiblich bleiben kann. Es scheint so, dass Frauen – vorausgesetzt sie haben keine traumatischen Trennungserlebnisse erfahren – sich grundsätzlich verbundener fühlen. Dies könnte auch der Grund für solidarisches Sozialverhalten bei Frauen sein.

Diese Sehnsucht nach Verschmelzung kann auch die Grundlage der Sehnsucht nach der Vereinigung mit dem göttlichen Prinzip sein. Denken wir daran, dass ich in diesem Buch öfters von der Matrix als Ursprung allen Seins spreche. Matrix leitet sich von Mater, lateinisch „die Mutter“, ab.

Jedenfalls entspringt diese Sehnsucht aus dem Erlebnis des Getrenntseins vom Ganzen. In der Spiritualität wird dieses Erlebnis der Getrenntheit als die Geburt des Egos bezeichnet. Auch hier ist der Glaube daran, dass wir nie wirklich vom Ganzen getrennt wurden, der Weg die Erfahrung des Nichtgetrenntseins zu machen. Es geht um das Gefühl der Einheit, welches im Sanskrit „advaita“, die „Nichtzweiheit“ genannt wird. Die Quantenphysik hilft uns, dies durch das beschriebene Phänomen der Verschränkung zu verstehen.

Der Weg des Herzens

Wir nehmen nicht nur mit unseren fünf Sinnesorganen, Auge, Ohr, Nase, Zunge und Tastsinn Reize aus unserer Umgebung und aus unserem Inneren wahr, sondern auch mit dem Herzen. In allen Kulturen wird der Sitz der Liebe im Herzen angesehen. Das Herz ist nicht nur eine Pumpe.

Die Hopi Indianer nennen das Herz das erste Auge. Sie empfehlen, unsere Umgebung zunächst mit diesem Auge wahrzunehmen und nicht mit dem zweiten Auge, das unserem Sehapparat entspricht. Die Funktion des Sehapparates ist analytisch, männlich und stark linkshirnig orientiert. Die Funktion des Herzens hingegen ist mehr perzipierend und rechtshirnig orientiert.

In seiner Funktion gleicht das Herz für mich mehr dem Ohr, welches ebenfalls perzipierend, weiblich und mehr rechtshirnig orientiert ist, also mehr gefühlsbetont arbeitet (Behrendt 1985).

Das dritte Auge bei den Hopis und in vielen spirituellen Traditionen befindet sich in der Mitte der Stirn und steht für Erkenntnis.

In diesem Kapitel lege ich den Schwerpunkt nicht nur auf die Signale, die wir aus der Umwelt empfangen, sondern auch auf jene, die wir an unsere Umwelt abgeben.

Unser Herz und unser Gehirn haben ein starkes, messbares elektromagnetisches Feld. Das elektrische kann durch das EEG (Elektroenzephalogramm) und das EKG (Elektrokardiogramm), zwei medizinische Apparate zur Messung der Hirn- und Herzströme, gemessen werden.

Es ist beeindruckend, dass das elektrische Feld des Herzens ein hundertmal stärker ist, als das unseres Gehirns.

Noch eindrucksvoller ist es aber, dass im Vergleich der magnetischen Felder beider Organe das magnetische Feld des Herzens fünftausend Mal stärker ist, als das des Gehirns. Das konnte 1990 das Forschungsinstitut Hearth Math in Kalifornien nachweisen.

Wenn wir also die Intention haben, Signale an unsere Umwelt zu senden, ist es wirkungsvoller, es mit den Gefühlen des Herzens als nur mit unseren Gedanken – den Signalen unseres Gehirns – zu tun.

Deshalb treten wir mit der Matrix, dem Feld auch durch unser Herz in Kontakt. Wir drücken unsere Gefühle damit aus und es ist diese Sprache, die von der Matrix verstanden wird.

Wir verwenden bei der Behandlung den Satz „Danke, dass die Veränderung, die Transformation geschehen ist" oder abgekürzt nur „Danke". Zu wem sprechen wir dieses „Danke"? Wir danken dem Universum, der göttlichen Matrix oder einem personalen Gott, einem heilenden Erzengel, der Muttergottes oder anderen spirituellen Symbolen, je nachdem wir eine persönliche Beziehung zu einem dieser Vorstellungen besitzen und durch sie entsprechende Erfahrungen gemacht haben. Es wäre falsch, hier eine Vorgabe zu machen. Jeder von uns muss seine persönlichen Beziehungen finden, um zu diesen Erfahrungen zu gelangen. Diese Vorgehensweise, auch der Weg des Herzens genannt, hat eine lange Tradition innerhalb aller mir bekannten Religionen.

Der Weg des Herzens bedeutet, sich nicht nur nach den Schriften zu orientieren, sondern einen persönlichen und direkten Kontakt zu Gott zu suchen und zu finden – nicht über den Umweg der Priester und der Schriftgelehrten. Diese haben keine direktere Verbindung zu Gott als wir alle. Es gibt kein rotes Telefon für gewählte Religionsführer. Es gibt nicht nur einen Sohn Gottes auf Erden und dessen Stellvertreter, sondern wir alle sind Kinder Gottes. Manche haben das nur vergessen.

Im Buddhismus wird beim Gebet besonders der Weg des Herzens betont. Die Rituale, die wir bei tibetischen Mönchen während ihrer Gebete sehen können, haben den Zweck, die inneren Gefühle zu verstärken. Es ist mehr ein Beten durch das Herz als durch den Intellekt. Die am stärksten wirksamen Gefühle, die wir empfinden können, sind Liebe, Mitgefühl und Dankbarkeit.

Ich möchte auf die Forschungen des bekannten japanischen Wissenschaftlers Masaru Emoto hinweisen, der die Kristallisationsfähigkeit von Wasser untersucht. Er kühlt Wasser auf minus 25 Grad Celsius ab und während es langsam auftaut, beobachtet er mit dem Mikroskop die Bildung der Wasserkristalle. Er hat seine Forschungen in vielen Büchern dokumentiert. Als Beispiel untersuchte Emoto chloriertes Leitungswasser aus Tokio, welches kaum fähig ist zu kristallisieren. Als einige Personen zu dem entnommenen Wasser ein Gebet sprachen, in dem die Worte Liebe und Dankbarkeit beinhaltet waren, entstanden beim Auftauen wunderschöne Kristalle. Dieser Vorgang ließ sich wiederholen, wenn man das Wasser in Glasbehälter füllte, auf die die Worte „Liebe" und „Dankbarkeit" geschrieben waren. Dies funktionierte sowohl mit japanischen als auch mit lateinischen Buchstaben in verschiedenen Sprachen (Emoto 2010).

Ich habe mir angewöhnt, das Wasser, welches ich den Patienten nach der Behandlung anbiete, vorher jedes Mal zu energetisieren. Dazu nehme ich den Wasserkrug in eine Hand, suche mit der anderen Hand die räumliche Distanz, bis ich eine Resonanz spüre. Dann spreche ich das Wort „Liebe" still oder laut einmal und das Wort „Danke" zweimal aus.

Im Judentum gehen die Chassidim, abgeleitet vom hebräischen Wort „Chassid" – der Gläubige – den Weg des Herzens, indem sie tanzend und singend die mystische Vereinigung mit Gott suchen.

Im Islam treffen wir auf den Weg des Herzens bei den Sufis. In den Gedichten von Mevlana Dschelaleddin Rumi im zwölften Jahrhundert n. Chr. finden wir als zentrales Thema seiner Gotteserfahrung die Liebe (Dschalaluddin Rumi, 2005). In den drehenden Bewegungen der Derwische suchen die auf diese Weise Meditierenden die direkte Verbindung zu Gott.

Auch im Christentum ist die zentrale Botschaft des Neuen Testamentes die Liebe. Jesus Christus wird häufig mit dem Herzsymbol abgebildet, als Ausdruck seiner Liebe und seines Mitgefühls für die Menschheit.

Das Gottschauen mit dem Herzen kann als klassisches interreligiöses mystisches Motiv angesehen werden.

Die therapeutische Beziehung

Bei einer Behandlung entsteht zwischen dem Behandler und dem Patienten eine Beziehung. Das Verständnis dieser Art von Beziehung ist für den Erfolg der Behandlung entscheidend.

Worin unterscheidet sich die therapeutische Beziehung von einer Beziehung zweier Menschen, die einander begegnen?

Zunächst einmal ist sie eine asymmetrische, das heißt ungleiche Beziehung. Die Asymmetrie entsteht daraus, dass es in der Therapiestunde um die Bedürfnisse des Patienten geht und nicht um die Bedürfnisse des Behandlers. In einer nicht-therapeutischen Beziehung sollte es um die Befriedigung der Bedürfnisse beider Menschen gehen, die diese Beziehung eingehen. Natürlich hat der Behandler auch Bedürfnisse, diese werden aber gegenüber dem Patienten zurückgestellt. Dadurch entsteht ein Spannungsfeld, welches umso größer ist, je weniger die Bedürfnisse des Behandlers im täglichen Leben ausreichend befriedigt werden. Dies können sexuelle Bedürfnisse sein, das Bedürfnis nach Zuwendung, Trost, Anerkennung oder Fürsorge.

Mit diesem Ungleichgewicht umzugehen, ohne dass es zu einer Belastung für den Behandler kommt, ist nur in der zeitlich limitierten Dauer der Behandlung möglich.

In dieser Zeit wird die Beziehung seitens des Behandlers durch Empathie getragen. Ich verstehe unter Empathie eine zeitlich begrenzte und nur teilweise Identifikation. Teilweise deshalb, da eine vollständige Identifikation zu einem Verschmelzen der beiden Personen führen würde, was eine Behandlung unmöglich macht. Die Wahrnehmungen würden sich angleichen, der Behandler könnte nicht mehr als hilfreicher Spiegel dienen. Der Satz „vier Augen sehen mehr als zwei“ würde damit seinen Wahrheitsgehalt verlieren.

Zum Ausgleich dieser Asymmetrie zahlt der Patient für seine Behandlung. Dadurch wird das Entstehen von Schuldgefühlen verhindert, die sich darauf gründen, ohne Gegenleistung etwas erhalten zu haben.

Indem der Patient dem Behandler die Möglichkeit gibt, ihm zu helfen, kreiert er eine besondere Situation. Er überträgt dem Behandler die therapeutische Kraft zur Heilung. Es ist also eine aktive Handlung des Patienten, die dem Behandler die Kraft zur Heilung gibt. Dies bedeutet, wenn sich beide nicht innerhalb der Mystik der therapeutischen Beziehung befinden, ist die Fähigkeit des Behandlers gegenüber dem Patienten stark minimiert. Stellen wir uns ein therapeutisches Gespräch in einer Praxis vor und transferieren wir dieses Gespräch nun an einen Kaffeehaustisch.

Selbst wenn der Behandler die gleichen Interventionen setzt und die gleichen Worte wählt, wie in seiner Praxis, in einem Privatgespräch verlieren sie viel an ihrer heilenden Wirkung.

Durch die Verwandlung des Behandlers in einen Heiler verwandelt sich auch der Patient. Er regrediert mehr oder weniger. Das heißt, die kindlichen Anteile seiner Persönlichkeit treten mit ihren Bedürfnissen stärker hervor. Gleichzeitig schwindet die Stärke seiner Autonomie. Kindlicher werden bedeutet auch, mehr sein Herz zu öffnen.

Auf den Behandler werden bewusst oder unbewusst Elternanteile übertragen, mit ihren positiven und negativen Erfahrungen aus der Kindheit. Diese sogenannten Übertragungen wahrzunehmen und zu verstehen ist wichtig, um sie als Behandler nicht eins zu eins auf sich zu beziehen. Natürlich projizieren wir nur auf eine geeignete Projektionsfläche. Ein kleines Körnchen Wahrheit liegt jeder Projektion zugrunde. Bei der Übertragung handelt es sich um eine Sonderform der Projektion.

Das Kennen der Übertragungsmechanismen erleichtert es dem Behandler, nicht in eitle Selbstgefälligkeit zu verfallen, wenn er vom Patienten idealisiert wird oder das kindliche Angebot von körperlicher Nähe nicht mit einem sexuellen Angebot eines Erwachsenen zu verwechseln.

Andererseits wird der Behandler auch nicht tödlich gekränkt sein, wenn ihn der kindliche Elternhass trifft, der seinen Ursprung in der Kindheit des Patienten hat. Er wird es leichter schaffen, die Wut nicht auf sich zu beziehen.

Während der Patient überträgt, treten beim Behandler Gegenübertragungen auf. Auch er erliegt Wahrnehmungsverzerrungen, indem er seine persönlichen frühen und frühesten Erfahrungen auf den Patienten projiziert. Die Kenntnis und Durcharbeitung seiner eigenen Geschichte hilft, die auftretenden Gegenübertragungen zu erkennen und sie nicht am Patienten abzureagieren.

Es stellt sich die Frage, ob das bedeutet, dass jeder Behandler seine eigene Geschichte psychotherapeutisch durcharbeiten sollte, bevor er mit dem professionellen Behandeln an anderen Menschen beginnt? Ja, denn das minimiert unerwünschte Nebenwirkungen der Behandlung und verhindert Schäden durch Retraumatisierungen.

Ich bringe ein gar nicht so seltenes Beispiel für eine Retraumatisierung des Patienten durch einen unerfahrenen Behandler.

Im Zuge der Behandlung treten bei dem Patienten Wut und Ärger auf den Behandler auf, die beispielsweise etwas mit dem sadistischen Vater zu tun haben, der dem Patienten als Kind körperliche Gewalt zuteilwerden ließ. Bei einer späteren Konfrontation im Erwachsenenalter leugnete der Vater, das Kind je misshandelt zu haben. Der Patient bezichtigt den Behandler verletzend zu sein, weigert sich die Sicht des Behandlers anzunehmen, der beteuert, keine derartigen Absichten gehabt zu haben. Er bezeichnet ihn als schlechten Therapeuten und will die Behandlung abbrechen.

Der unerfahrene Behandler wird zornig, verteidigt sich, indem er zum Beispiel dem Patienten erklärt, dass dieser unheilbar wäre, weil er nicht die notwendigen Voraussetzungen für eine Behandlung besäße. Er sei nicht geeignet, Realitäten wahrzunehmen. Der Behandler ist gekränkt, weil ihm eine fremde Absicht unterschoben wird und seine Aufklärungsarbeit ins Leere geht. Damit hat eine Retraumatisierung stattgefunden, der Patient wurde neuerlich an der Stelle verletzt, an der er bereits in der Kindheit von seinem Vater verletzt worden ist.

Manchmal wird die therapeutische Beziehung für den Behandler so belastend, dass er das Gefühl bekommt, sich schützen zu müssen. Dies tritt besonders dann auf, wenn der Patient jene Persönlichkeitseigenschaften auslebt, die der Behandler bei sich selbst stark ablehnt und daher verdrängt. Fritz Perls, der Begründer der Gestalttherapie, beschrieb den therapeutischen Prozess als das Füllen der Löcher im Emmentaler Käse. Die Person, symbolisiert durch den Käse, verdrängt die unerwünschten Anteile ihrer selbst und projiziert sie nach außen. Dort nimmt sie sie besonders scharf bei Anderen wahr. Durch die Außenprojektion entstehen die Löcher im Käse, die durch die Integration der nach außen projizierten Anteile wieder gefüllt werden müssen.

Haben wir einmal diese Außenprojektionen integriert, können wir die Schattenseiten unserer Persönlichkeit akzeptieren. Es fällt uns jetzt leichter, die Schattenseiten der Anderen anzunehmen, ohne uns davor schützen zu müssen.

Die beste Vorbeugung gegen blinde Flecken bei der Beachtung der Interaktionen innerhalb der therapeutischen Beziehung ist eine regelmäßige Supervision. Dies ist eine Besprechung über Schwierigkeiten in der Behandlung mit einem erfahrenen Kollegen, oder eine Intervision, bei der es sich um eine Besprechung von Konflikten in der Behandlung von erfahrenen Kollegen untereinander handelt.

Selbstregulation, die Grundlage der Heilung

Meines Wissens war Wilhelm Reich der erste Wissenschaftler, der die Selbstheilungskräfte des Organismus als Selbstorganisation, wir sagen heute Selbstregulation, beschrieben hat.

Unser Organismus besitzt, wenn auch begrenzt, die Fähigkeit, wenn er aus dem Gleichgewicht gekommen ist, sich selbst wieder in Balance zu bringen. Dieses kreative Potenzial ist sicher älter als das Menschengeschlecht, welches seit etwa viereinhalb Millionen Jahren besteht. Auch unsere Vorläufer besitzen und besaßen diese Fähigkeit. Selbstregulation kann unwirksam werden, wenn der Energiefluss in unserem Organismus durch Blockierungen gehemmt ist. Damit sind auf der materiellen Ebene jene chronischen, segmentalen Muskelverspannungen gemeint, die Reich in seiner Charakteranalyse beschrieben hat (Reich, 1977). So wie beim Einzeller wirkt Kontraktion auch bei höheren Lebewesen auf längere Zeit lebensfeindlich.

Auf der seelischen Ebene kommt es bei schweren frühen Traumen zu einer Verdrängung oder Abspaltung der zur Traumatisierung gehörigen Gefühle. Diese quasi Auslagerung der Emotionen verhindert die Selbstregulationsfähigkeit des Organismus. Im Energiefluss kommt es dadurch bildlich gesprochen zu Verzerrungen. Fritz Perls (Perls, 2002) sprach von der Selbstregulation als homöostatisches Gleichgewicht. Wie in kommunizierenden Gefäßen steigt das Wasser in einem Gefäß auf gleiche Höhe wie in allen anderen Gefäßen. Perls nannte den Hauptgrund für das Versagen der Selbstregulation die phobische Reaktion, die Vermeidung. Das Ausweichen vor dem Thema.

Wenn jemand zum Beispiel so erzogen wurde, dass der Ausdruck von starken Gefühlen wie Lust, Bewegungsdrang oder Lachen in der Kindheit verboten war, wird derjenige, der diese Verbote internalisiert hat, sie gar nicht mehr als solche in Erinnerung haben, sich aber dennoch an sie halten. Die Tiefenpsychologie nennt diese Internalisierung Verdrängung. Wenn man jetzt einen starken Impuls zum

Ausdruck seiner Gefühle verspürt, wie den Wunsch zu umarmen oder sich dem Rhythmus einer hinreißenden Musik hinzugeben, wird man sich stattdessen kontrollieren. Da der Impuls aber irgendeinen Ausdruck sucht, wird man zum Beispiel einen Druck im Kopf, also Kopfschmerzen bekommen, oder Beklemmungen im Brustbereich. Durch die Wahrnehmung der primären Impulse in einem therapeutischen Setting und dem Ausdruck dieser Bedürfnisse, was mit dem Zulassen von Tränen der Sehnsucht und der Freude einhergehen kann, werden die Kopfschmerzen und die Beklemmungen ziemlich sicher spontan verschwinden.

Im Zustand des Ungleichgewichts, also wenn wir erkrankt sind und nicht selbst wieder gesund werden können, brauchen wir die Präsenz einer zweiten Person, die zur Heilung verhilft. In der Psychotherapie nimmt der Behandler die Blockierung oder die phobische Reaktion wahr und spiegelt seine Wahrnehmung dem Patienten. Sobald dieser imstande ist, die gleiche Wahrnehmung zu machen, tritt die Selbstregulation wieder in Gang, von selbst, ohne weiteres Zutun.

Bei der Quantenheilung ist es die bewusste Wahrnehmung des Behandlers, die den Anstoß zur Selbstregulation gibt. Dieser Anstoß öffnet auch beim Patienten die Rezeptoren für die Wahrnehmung der Signale aus der Umwelt. Dadurch wird der weitere Heilungsprozess in Gang gehalten.

Die Selbstregulation bei Wilhelm Reich

Reichs Idee war, dass es bei gegensätzlichen Themen, die sich in einem Widerstreit befinden, zu einer Lösung kommt, wenn der gemeinsame Ursprung der Gegensätze erkannt wird. Das bedeutet, dass die Gegensätze nur scheinbar bestehen und sie funktional ident sind, wie Reich das ausgedrückt hat. Die Lösung erfolgt auf einer anderen Ebene, als der, wo die Gegensätze sich bekämpfen. Als Beispiel nehmen wir das Gegensatzpaar des zwanghaften sexuellen Auslebens versus die sexuelle Unterdrückung. Die funktionale Identität ist die universelle Lebensenergie, die, wenn sie in ihrem Fluss blockiert wird, sich in die zwei Gegensatzpaare des kompulsiven Auslebens und der Unterdrückung aufspaltet. Wird sie erkannt und akzeptiert, hört der Kampf der Gegensätze auf und die Lebensenergie kann in allen ihren Variationen, die ihrem Wesen entspricht, ausgedrückt werden. Als Sehnsucht, als Liebe, als sexuelle Vereinigung oder als liebevolle Zuneigung zu anderen Menschen. Ich kann Kinder, Freunde, Patienten, Tiere und den Sonnenaufgang lieben, ohne dieses Gefühl sexuell ausdrücken zu müssen. Reich hat eine Idee Freuds übernommen. Er beschrieb das freie Fließen der Lebensenergie als Strom. Wird dieser durch ein Hindernis blockiert, tritt er über die Ufer und es entstehen Überschwemmungen und Sümpfe. Damit sind Irrealismen und Perversionen gemeint. Diese trockenzulegen erfordert kein kompliziertes System von Drainagen, sondern bloß die Beseitigung des Hindernisses. Danach tritt der Strom selbst wieder in sein Bett zurück.

Reich konnte diese These psychoanalytisch, sexualökonomisch und politisch darlegen. Es in eine allgemein verständliche, mathematische Gleichung zu bringen, blieb ihm versagt.

Der Belgier Ilya Prigogine bekam für die mathematische Darstellung der Selbstorganisation 1977 den Nobelpreis für Chemie (Prigogine, 1992). Er beschrieb die Selbstorganisation von verdichteten Strukturen in energetisch offenen, nicht linearen Systemen. Als Beispiel möge das Entstehen der sogenannten „dissipativen Strukturen" im Smog von Großstädten dienen. Diese Selbstorganisation, das Entstehen von höher organisierten aus niederorganisierten Zuständen, steht im Gegensatz zur Lehre der Entropie in der klassischen Physik. Das heißt, Energie kann unter bestimmten Umständen auch von selbst nicht nur nicht verloren gehen, sondern sogar zunehmen.

Die Selbstregulation in der Gestalttherapie

Auch Fritz Perls beschreibt diese Selbstregulation im Prozess der Gestalttherapie, die letztlich zur Lösung des Konfliktes führt. Ich benütze zur Skizze dieses Prozesses die Überarbeitung der Beschreibungen von Perls durch die für mich allgemein verständlicheren Aussagen der beiden Autoren Staemmler und Bock. (Staemmler, Bock, 1987). Ich werde im Folgenden beispielhaft den Ablauf der einzelnen Stadien eines therapeutischen Prozesses beschreiben und begleitend die Intervention des Behandlers erklären.

Der Beginn der Therapie wird als Stadium der Stagnation beschrieben, in der der Patient keinen Zugang zu seinem selbstheilenden Potenzial hat. Der Patient fühlt sich schwach, ohnmächtig, klagt über sein Schicksal, bittet um Hilfe.

„Ich habe dieses Problem mit meiner Mutter. Ich kann es selbst nicht lösen. Ich brauche dazu Ihre Hilfe!"

Der Therapeut hilft durch das Bewusstwerden des Themas in die Phase der Gegensätzlichkeiten, der Polaritäten einzutreten. Diese Polaritäten können das Paar Kind versus Elternteil, Allmachtsgefühle versus Minderwertigkeitsgefühle, Gut versus Böse, Sadismus versus Unterwürfigkeit und so fort sein.

„Meine Mutter ist sehr dominant. Obwohl ich schon 30 Jahre alt bin, mischt sie sich in alle Angelegenheiten meines Lebens ein. Sie will bestimmen, wie ich mit meinen Kindern umgehen soll, wie ich meinen Haushalt führen soll und so fort."

„Obwohl meine Tochter schon 30 Jahre alt und selbst Mutter ist, schafft sie die einfachsten Dinge des Lebens nicht. Sie kümmert sich zu wenig um ihre Kinder und vernachlässigt ihren Haushalt. Ich muss dauernd als Babysitter zur Hand sein, ihre Wohnung putzen und könnte doch jetzt, wo meine Kinder aus dem Haus sind, ein wenig selbst das Leben genießen."

„Mutter, du kannst nicht sehen, dass ich mein Leben allein gestalten will!"

Diese Phase der Gegensätzlichkeiten ist gekennzeichnet durch die „Ja-aber"-Sätze.

„Ich würde ja gerne, aber durch deine Unselbstständigkeit hinderst Du mich, mein eigenes Leben zu führen und zu genießen."

Scheinbar ist einer der beiden Polaritäten mächtiger als die andere, früher oder später stellt sich jedoch heraus, dass dies nicht der Fall ist.

„Mutter, du bist beherrschend. Aber da ich dich nicht verletzen will, bin ich dir ausgeliefert!"

„Du manipulierst meine Hilfsbereitschaft durch deine gespielte Hilflosigkeit! Ich bin dir ausgeliefert!"

Diese gleich starken Gegenspieler führen einen Kampf gegeneinander, bei dem keiner gewinnen kann. Dieser erschöpfende Kampf, der ohne therapeutische Unterstützung endlos laufen könnte, führt irgendwann in die Sackgasse.

„Ich gebe es auf, gegen dich weiter zu kämpfen. Es hat ja doch keinen Sinn."

Nun ist es von der Kunst des Behandlers abhängig, dass der Patient den Mut aufbringt, an diesem Punkt zu verweilen. Die Sackgasse ist keine Niederlage, denn in Wahrheit gibt es keine inhaltliche Lösung in der Phase der Polaritäten. Erst wenn der Patient sich dieser Erkenntnis hingibt und zentriert bleibt, ohne etwas zu tun, kann die Selbstregulation in Gang kommen.

Der Therapeut sagt etwa: „Bleiben Sie dort, wo Sie gerade hingekommen sind. Anstatt weiter zu kämpfen, spüren Sie in sich hinein: in Ihr Zentrum, wo es im Gegensatz zu der heftigen Auseinandersetzung immer ruhig ist. Wie im Auge eines Orkans. Atmen Sie dort hinein."

Wenn es gelingt, an diesem Ort der Zentriertheit zu bleiben, tritt innerhalb von Sekunden die sogenannte Implosion, auch Kontraktion genannt, ein.

Dann erfolgt wie ein Quantensprung die Expansion. Quantensprung nenne ich diesen Vorgang deshalb, weil auch hier der Sprung ohne messbare Zeit, also unmittelbar geschieht. Es gibt keinen Weg von der Kontraktion in die Expansion. Man befindet sich plötzlich dort, ohne irgendetwas getan zu haben, außer bei sich zu bleiben.

„Ich fühle mich nicht mehr als hilfloses Kind, da ich die Verzweiflung meiner Mutter erkenne, die keinen anderen Inhalt in ihrem Leben gefunden hat, als für ihre Kinder da zu sein. Ich muss nicht hilflos spielen, um ihr das Gefühl des Gebrauchtwerdens zu geben. Ich spüre innere Ruhe in mir. Ich kann ihr direkt meine Liebe geben, ohne dass wir das Spiel der Abhängigkeiten spielen müssen."

Die Aufgabe des Behandlers ist es, Unterstützung bei diesem wichtigen Innehalten zu geben, welche während der Kontraktion notwendig ist. Sonst fällt der Patient wieder in die Phase der Polaritäten zurück und der Kampf beginnt von vorne.

Dieses Beispiel des selbstregulativen Prozesses in der Gestalttherapie ist für das Verständnis jedes psychotherapeutischen Prozesses brauchbar. Wir gelangen nicht durch den Kampf mit uns selbst auf der Ebene der Gegensätzlichkeiten ins Reine, sondern nach dem bewussten Durcharbeiten dieses notwendigen Zwischenschrittes durch das Loslassen des Kampfes und das Zulassen der Selbstregulation zu einer Lösung. Nicht zu der Lösung der ursprünglichen Fragen, sondern zu einer Schau der Dinge auf einer anderen Ebene, wo keine Gegensätzlichkeiten mehr bestehen.

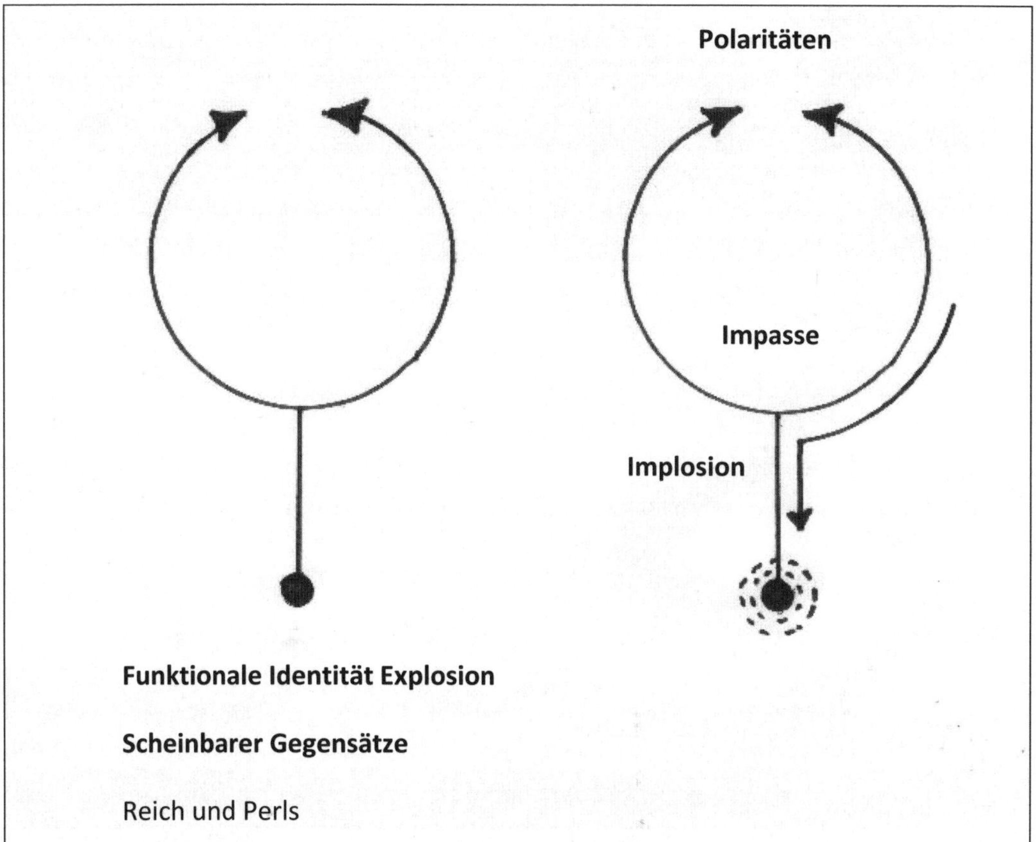

Abbildung 4: Die Ähnlichkeiten der Modelle der Selbstregulation bei Wilhelm Reich und Fritz Perls

Selbstregulation im Zen-Buddhismus

Um das Phänomen Selbstregulation noch besser verstehen zu können, bringe ich hier analoge Beispiele aus dem Zen-Buddhismus. Fritz Perls hat sich in der Zeit seines Aufenthaltes in Kalifornien damit beschäftigt und es liegt nahe, dass er seine Theorie des therapeutischen Prozesses, wie im vorherigen Abschnitt beschrieben, von dort entlehnt hat.

Im Buddhismus wird der nach Erleuchtung suchende Schüler vom Meister angehalten, über bestimmte Themen zu meditieren. Er soll Antworten auf offensichtlich unlösbare Fragen finden. Diese unlösbaren Fragen, die zunächst wie ein Rätsel erscheinen und auf die es keine Antwort gibt, werden wie oben beschrieben, Koans genannt.

Beispielhaft möchte ich einige Koans nennen:

Eine Gans befindet sich in einer Flasche, weil sie als kleines Gänschen durch den schmalen Hals der Flasche hineingetan wurde und jetzt nicht mehr heraus kann. Wie kann man die Gans aus der Flasche bringen, ohne sie zu töten und ohne die Flasche zu zerbrechen?

Wie klingt das Klatschen von einer Hand?

Wenn Du dieses einen Stab nennst, verleugnest Du sein Wesen, wenn Du ihn nicht Stab nennst, verleugnest Du die Tatsache. Wie wirst Du ihn nennen?

Dunkelheit und Licht hängen voneinander ab, und Du?

Einen westlichen Koan, die Parabel vom Torhüter und eine mögliche Vorgehensweise, sich damit auseinanderzusetzen, habe ich im Kapitel „Bewusstsein und Wahrnehmung“ bereits beschrieben.

Der Koan dient zu Schulung der Achtsamkeit des Suchenden. Wenn dieser eine bestimmte Klarheit erreicht hat, wird dem Zen-Schüler die Sinn- und Aussichtslosigkeit der Fragestellung bewusst. Es gibt keine inhaltliche Lösung. Durch Loslassen und intensive Innenschau erfolgt ein Zustand der Bewusstseinsänderung.

Dieser erfolgt augenblicklich, von selbst, ohne weitere Anstrengung und ohne einen „Weg“ dorthin gegangen zu sein. Wiederum ist es die Selbstregulation, die diesen Sprung erzeugt und die zur Schaffung einer neuen Sicht der sogenannten Realität führt.

Ähnliche Beispiele für diese Selbstregulation finden sich im Dialektischen Materialismus[16], abgeleitet vom Hegelschen Prinzip These – Antithese – Synthese. Dort kämpfen These und Antithese solange miteinander, bis es zum dialektischen Sprung, der Lösung der Gegensätze auf einer höheren Ebene kommt. In der Vorstellung von Marx ist es der Kampf der Arbeiterschaft gegen das Kapital. Der dialektische Sprung war für ihn die Entstehung einer klassenlosen Gesellschaft.

Selbstregulative Problemlösungen geschehen also durch

Tun – bewusste Wahrnehmung der inneren Konflikte und dem sinnlosen Versuch ihrer Bekämpfung;

Nichtstun – bewusste Verbindung mit dem Feld, der Matrix. Dadurch entsteht ein Impuls, der den Quantensprung auslöst. Dieser geschieht ohne messbare Faktoren wie Weg und Zeit und geschieht von selbst.

---

16 Dialektischer Materialismus: „Die jeweilige Entwicklung einer bestimmtem Ebene resultiert nicht als ein harmonischer Übergang, sondern entsteht durch die Aktualisierung der jeweiligen Gegensätzlichkeiten.“ „Das Gesetz vom Umschlagen einer Qualität: Nach einer Kumulation quantitativer Veränderungen über längere Zeit kommt es zu einer sprunghaften qualitativen Veränderung.“

Die konkrete Anwendung der Quantenheilung

Wie in der Einleitung bereits erwähnt, existiert Quantenheilung unter dem Begriff „Zwei-Punkte-Methode“ wahrscheinlich seit Tausenden von Jahren in der schamanistischen Tradition von Naturvölkern. Sie wird deshalb Zwei-Punkt-Methode genannt, da der Körper des Behandelten von einer, oder auf Hawaii von zwei Personen gleichzeitig berührt wird. Zum ersten Mal kam ich in den frühen 70-er Jahren in Kalifornien an der Lomi School San Francisco mit dieser Methode in Berührung. In der Sprache der Hawaiianer ist Lomi Lomi die Bezeichnung für Massage.

Gleichzeitig und unabhängig voneinander haben in den USA vor etwa einem Jahrzehnt Frank Kinslow und Richard Bartlett die Zwei-Punkt-Methode neu entdeckt und die Grundlagen dieser Methode mit den Entdeckungen der Quantenphysik zu erklären versucht. Daher kommt der Name Quantenheilung.

Seit rund zehn Jahren arbeite ich auch innerhalb der von mir begründeten Körperpsychotherapiemethode Emotionale Reintegration mit der Zwei-Punkt-Methode. Dort war der erste Bezugspunkt meist ein Gelenk. Durch das theoretische und praktische Studium der Arbeit der beiden Autoren ist mir die Parallelität zu meiner Arbeit aufgefallen. Diese Gleichzeitigkeit der Entdeckung ist ein Phänomen, das C. G. Jung Synchronizität nennt, Rupert Sheldrake würde als Erklärungsmodell das morphogenetische Feld nennen.

Seither habe ich meine Methode um den Begriff der Quantenheilung erweitert. Einerseits verwendet diese Methode psychologische Erkenntnisse und die Quantenphysik als Erklärungsmodell, andererseits hat sie auch spirituelle Wurzeln. Dies wären der Umgang mit paranormalen Wahrnehmungen und der Kontakt zum Potenzial bei der Behandlung.

Es handelt sich um einen Versuch, Erkenntnisse aus verschiedenen wissenschaftlichen Disziplinen zusammenzusehen, um Phänomene des Heilens neu oder besser verstehen zu können. Ich sehe meine Formulierungen nicht als endgültig an, sondern erlebe mich auf einer Entdeckungsreise, bei der sich mir der Vergleich mit der Expansion unseres Universums aufdrängt. Dieses wird immer größer und die Schnelligkeit der Ausdehnung nimmt stetig zu.

Nachfolgend folgt eine allgemeine Beschreibung der Anwendung. Auf die Erklärungen der einzelnen Begriffe, die dahinterstehende Theorie der Wirksamkeit und den Bezug zur Quantenphysik bin ich in den vorherigen Kapiteln eingegangen.

DER BEISPIELHAFTE ABLAUF EINER BEHANDLUNG

Bevor ich die einzelnen Schritte der Behandlung detailliert erkläre, möchte ich diese am Beispiel einer idealtypischen Anwendung beschreiben – dies deshalb, weil sich die Leserin, der Leser, die noch nie eine Behandlung miterlebt haben, schwer ein Bild davon machen können, wie der Ablauf praktisch vor sich geht. In meinen Seminaren werden die einzelnen Schritte ja nicht nur theoretisch beschrieben, sondern auch praktisch demonstriert. Die einzelnen Sequenzen der Behandlung werden so lange wiederholt, bis sie von allen Teilnehmern verstanden worden sind.

Ein Patient kommt in meine Praxis und klagt darüber, dass er seit vielen Jahren unter den Symptomen einer Erkrankung leidet, die einen klinischen Namen trägt. Ich erkundige mich zunächst genau nach seinen subjektiven Beschwerden, da nur diese für die Behandlung wesentlich sind.

Krankheiten tragen Namen, die sich manchmal im Laufe der Zeit ändern. Ein Name einer Krankheit bedeutet nicht immer, dass man weiß, welche Ursachen dahinter stehen. Es kann auch der Fall sein, dass der Patient mehrere Krankheiten gleichzeitig hat. Man nennt dies Komorbidität. Oft haben die Namen der Krankheiten furchterregende Wirkung, weil sie mit einer negativen Prognose behaftet sind. Grundsätzlich sagen aber Prognosen nichts über das Schicksal des einzelnen Patienten aus. Ich begleite Patienten, die vor zehn Jahren eine Krankheit hatten, die im medizinischen Wörterbuch als tödlich bezeichnet wird. Dennoch erfreuen sie sich heute bester Gesundheit.

Am Beginn frage ich den Patienten, ob ich ihn berühren darf. Wenn er zustimmt, arbeiten wir zunächst mit der Intention, dass sich das verändern soll, was im Augenblick möglich ist und ganz allgemein zu seinem besten dient.

Ich halte den Patienten mit meiner linken Hand an seiner rechten Schulter. Dies ist in der Zwei Punkt Methode meist mein erster Punkt. Mit der rechten Hand suche ich in seiner Aura oder an seinem Körper nach einem zweiten Punkt. In der Höhe seines Herzens spüre ich zum Beispiel eine Resonanz. Ein Gefühl in meiner Hand, wie wenn ich in die Nähe eines starken elektrischen Feldes komme. Daher wähle ich diesen Punkt als meinen Zweiten. Ich fordere den Patienten auf, die Augen zu schließen. Daraufhin nehme ich meine beiden Hände gleichzeitig wahr und verbinde mich mit meiner Intention durch mein Herz mit dem Potenzial, der Matrix. Wichtig dabei ist mein Empfinden, die Gefühle meines Herzens, nicht nur mein Denken. Innerlich sage ich „Danke!" dafür, dass die Transformation stattgefunden hat. Dieses „Danke" ist bei mir an Gott, die Schöpfung, an die göttliche Matrix, an ein geistiges Wesen gerichtet. Es kommt darauf an, welchen spirituellen und religiösen Hintergrund der Behandler besitzt. Dementsprechend wird er dieser Instanz danken. Ganz bewusst verhalte ich mich so, als ob die gewünschte Veränderung bereits stattgefunden hätte. Dieses Verhalten habe ich aus Ritualen von Naturvölkern gelernt. Beispielsweise, wenn die Ureinwohner Nordamerikas um Regen beten, stellen sie sich während des Rituals vor, dass es schon regnet. Sie spüren den Regen auf ihrer Haut und den Schlamm unter ihren Füßen, riechen den Geruch der feuchten Luft und sehen die Regenwolken über sich.

Wenn die Welle kollabiert, fällt für gewöhnlich der Patient nach rückwärts, seltener nach vorne. Ich fange ich auf und mit meiner Hilfe setzt er sich auf die hinter ihm stehende Liege. Ich fordere ihn auf, die Fingerspitzen seiner Hände für zehn Sekunden zusammenzufügen, dann weitere zehn Sekunden mit offenen Augen.

Diese Geste verwende ich zum Fixieren der erreichten Veränderung. Im Buddhismus bedeutet diese Handhaltung (Mudra): „So sei es." Dieser Satz heißt übersetzt ins Hebräische, Griechische und Lateinische „Amen". Das Wort „Amen" hat seinerseits die gleiche Wortwurzel wie das Sanskritwort „Om"[17].

Ich reiche dem Patienten ein Glas Wasser, welches ich vorbereitet habe. Wir sprechen über das Erlebte.

Daraufhin bitte ich ihn wieder aufzustehen und wähle als nächstes die Intention, dass sich seine subjektiven Beschwerden jetzt verändern sollen. Ich verfahre wie vorher. Es kann sein, dass es zu starken körperlichen Symptomen, wie Muskelzucken oder Zittern, kommt. Manchmal kommt es auch zu starken emotionalen Reaktionen. Dann fordere ich den Patienten nach dem Hinsetzen auf, sich auf der Liege auszuruhen und die auftretenden Entladungen zuzulassen. Die starken Reaktionen treten meist in Wellen auf und sie können bis zu zwanzig Minuten dauern. Ich begleite den Patienten bei seinem Prozess und gebe ihm die Möglichkeit, im Gespräch den Prozess zu reflektieren (z. B. auftauchende Bilder, Erinnerungen, körperliche Sensationen). Fast immer halte ich dabei Körperkontakt durch eine Berührung, zum Beispiel an seiner Schulter.

Die weitere Arbeit, die meist eine Stunde in Anspruch nimmt, besteht darin zu testen, was noch im Hier und Jetzt aufgelöst werden kann. Dies können unterbewusste oder abgespaltene Emotionen sein, die mit dem Thema zusammenhängen. Oder Erlebnisse aus einer früheren Zeit, zu der wir mittels Zeitreisen (siehe weiter unten) Kontakt aufnehmen können. Zeitreisen können, besonders bei älteren Patenten, viel Zeit in Anspruch nehmen, sodass wir dafür vielleicht zwei oder drei einstündige Sitzungen benötigen. Unterbewusste einengende Glaubenssätze können ebenfalls aufgelöst werden. Wir gehen vielleicht in ein Paralleluniversum, um uns dort eine Blaupause von einem Verhalten zu machen, welches wir dort in unserer Vorstellung besitzen und welches uns hier fehlt.

Frühe Traumen können während der Behandlung auftauchen und bedürfen meist einer länger dauernden psychotherapeutischen Behandlung, da sie sich in der Regel nicht in einer Sitzung auflösen lassen.

---

[17] Om ist in Sanskrit (Altindisch) eine Silbe, die nicht durch den ihr zugeordneten Wortsinn, sondern durch ihren Klang bedeutsam ist.

Die nächste Sitzung legen wir mcist fest, wenn der Patient mir nach einigen Tagen ein Mail schickt, in dem er berichtet, wie es ihm seit der Behandlung gegangen ist. Davon mache ich das Zeitintervall zwischen zwei Sitzungen abhängig. Es gibt allerdings auch Patienten, die nur eine einzige Sitzung benötigen, um ein Thema im Sinne einer Besserung oder Heilung zu bearbeiten.

DIE PRAKTISCHE VORGEHENSWEISE

Wir halten uns vor Augen, dass der Patient, an dem wir arbeiten, nicht nur aus fester Materie, sondern gleichzeitig aus Schwingungen besteht. Es handelt sich um einen Energiefluss in einem elektromagnetischen Feld.

Das Thema

Das Thema muss nicht vom Patienten ausgesprochen werden. Dies trifft vor allem auf Workshops oder Demonstrationen zu, wenn der Patient nicht vor Unbekannten sein Thema preisgeben will. In diesem Falle ist unsere

Intention: Zum Besten Wohle der betreffenden Person (Name) im Hier und Jetzt.

Wenn das Thema, es kann, sich um ein körperliches Symptom (z. B. Schmerzen im Knie) eine Emotion (z. B. Ärger, Trauer) oder um eine Befindlichkeit (z. B. Unruhe, Anspannung) handeln, ausgesprochen wird, formulieren wir unsere Intention.

In der Gegenwart. Zum Beispiel: „Das Knie ist jetzt schmerzfrei und gut beweglich."

Konkret. Zum Beispiel: „Frei beweglich, belastbar….", anstatt „Die Schmerzen sind weg" – das Knie weiß bei dieser Formulierung nicht, wie es genau sein soll.

Positiv. Keine Negationen verwenden, da das Gehirn Verneinungen nicht so gut versteht wie positive Formulierungen.

Es ist gut die Intention mit dem Patienten abzustimmen. Häufig hat der Patient eigene oder ergänzende Formulierungen.

■ Wir suchen einen ersten Bezugspunkt:

die Schulter, den Nacken, eine schmerzhafte Stelle irgendwo am Körper – oder in der Aura der Person.

■ Wir suchen den zweiten Bezugspunkt

intuitiv in der Aura oder am Körper. Es gibt auch

Kraftpunkte (Präferenzpunkte), die sich gut als zweiter Bezugspunkt eignen: Scheitel, Stirn (drittes Auge), Brustbereich (Thymus), Magengegend, Nabel, vier Finger unter dem Nabel.

■ Der Behandler fokussiert beide Punkte gleichzeitig.

■ Der Behandler verbindet sich mit dem Potenzial.

■ Der Behandler sagt still: „Danke!" Er bedankt sich dafür, dass die Veränderung durch den Quantensprung bereits stattgefunden hat.

Durch unsere Intention kollabiert die Welle am gewünschten Ort.

Wie macht sich das äußerlich bemerkbar?

Der Patient schwankt, fällt manchmal nach vorne, meist nach hinten, um. Es gibt aber auch Bewegungen nach links und rechts, drehende Bewegungen oder vegetative Reaktionen. Diese sind Schwitzen, Rotwerden, Tränen, Muskelzittern (Fibrillieren), glucksende Geräusche im Bauch. Letztere Zeichen zeigen sich, wenn wir liegend arbeiten, da es ja hier zu keinem Umfallen kommt.

Es kann auch zu mehr oder weniger heftigen emotionalen Ausbrüchen kommen.

Die Arbeit kann grundsätzlich im Stehen, im Sitzen und im Liegen durchgeführt werden.

■ Beim Test, ob ein bestimmtes Thema jetzt aufgelöst werden kann, gehen wir wie folgt vor:

Wir denken an das Thema, dann suchen wir den ersten Bezugspunkt, dann den Testpunkt, der sich meist auf der Höhe des Nabels befindet.

Ist eine

■ Resonanz (körperliche Reaktion) bei dem Patienten vorhanden, arbeiten wir weiter an dem Thema wie oben beschrieben mit der Zwei-Punkt-Methode. Oft ist der Resonanzpunkt identisch mit dem Lösungspunkt (zweiter Bezugspunkt).

Eine Resonanz kann sich auf verschiedene Weise zeigen: Der verspannte Muskel, den wir als ersten Bezugspunkt gewählt haben, wird weich. Die Person beginnt leicht zu schwanken, zu zittern oder signalisiert durch andere Körperreaktionen, dass wir eine Resonanz erzielt haben.

An wen richten wir unsere Fragen beim Testen? Ich nenne es das Unbewusste (identisch mit dem Begriff des Vorbewussten). Ich verwende mit Absicht nicht den Begriff „das Unterbewusste"(Freud), da es sich dabei um verdrängte Inhalte handelt. Manche Behandler wenden sich an das sogenannte Überbewusste, wobei es sich um einen spirituellen Begriff handelt.

DER ABLAUF DER EINZELNEN BEHANDLUNG

Der Patient denkt an sein Thema oder spricht es an. Wir arbeiten zunächst auf der allgemeinen Ebene. Wir fragen still oder laut: Ist jetzt der richtige Zeitpunkt dieses Thema aufzulösen?

Wir suchen die zwei Punkte. Bei Resonanz arbeiten wir weiter. Sonst arbeiten wir an einem anderen Thema oder zu einem anderen Zeitpunkt.

Wir denken still: Zum Besten Wohle der Patienten (Name) im Hier und Jetzt.

Wir fokussieren gleichzeitig auf die beiden Punkte.

Wir verbinden uns durch unser Herz mit dem Potenzial.

Dann sagen wir innerlich: „Danke!"

Die Welle baut sich auf und kollabiert, die erste Schichte des Themas löst sich ab.

Im Anschluss an einzelne Behandlungsschritte biete ich dem Patienten ein Glas Wasser zu trinken an. Der Erwachsene besteht zu etwa 70 % aus Wasser, der Säugling zu 90 %. Der Körper braucht zur Stressverarbeitung Wasser, welches er durch Weinen, Schwitzen, Erbrechen, Urinieren oder bei Durchfall abgibt.

Nach den Erkenntnissen von Prof. Emoto über die Kristallisationsfähigkeit des Wassers unter verschiedenen Bedingungen habe ich begonnen, das Wasser, welches ich anbiete, zuerst zu energetisieren (siehe Kapitel „Der Weg des Herzens").

ARBEIT MIT UNTERDRÜCKTEN ODER ABGESPALTENEN GEFÜHLEN,

die mit dem Thema zusammenhängen und aufgelöst werden wollen.

Zuerst testen wir, ob überhaupt ein emotionales Thema jetzt aufgelöst werden will. Der Test besteht darin, dass wir unsere Frage an das Unbewusste des Patienten stellen und unsere Hände dabei die zwei Punkte halten. Der erste Punkt ist wieder die Schulter, der zweite Punkt meist in der Aura auf der Höhe des Nabels. Wir warten, ob es zu einer für uns wahrnehmbaren Resonanz kommt.

Wir stellen die Frage: Gibt es zu diesem Thema jetzt eine Emotion aufzulösen? Die Frage nach dem Jetzt bedeutet, ob es jetzt der richtige Zeitpunkt für die Auflösung ist. Wenn eine Resonanz entsteht, verbinden wir uns durch unser Herz mit dem Potenzial und sagen innerlich: „Danke!"

Die Welle baut sich auf und kollabiert.

Dann wiederholen wir den Test und fragen, ob es jetzt noch weitere emotionale Themen aufzulösen gibt. Bei Resonanz wiederholen wir den Ablauf wie vorher.

Es kann vorkommen, dass das Thema sich nicht sofort so verändert, dass es aufgelöst wird. Wenn es zu mehr oder weniger heftigen Reaktionen körperlicher und/oder psychischer Art kommt und wir keine psychotherapeutische Ausbildung haben, lassen wir den Patienten hinlegen, sind präsent, berühren ihn vielleicht an der Schulter oder der Hand. Ich empfehle in weiterer Folge, mit einem Psychotherapeuten zusammenzuarbeiten. Siehe auch weiter unten: „Sicherheitshinweise".

ARBEIT MIT BEGRENZENDEN GLAUBENSSÄTZEN

Dafür gibt es beliebige Beispiele: „Ich werde es nicht schaffen", „Bei mir geht das nicht", „Ich bin eben ein Pechvogel", „Dazu bin ich zu dumm" usw.

Wir testen still: „Gibt es zu diesem Thema jetzt begrenzende Glaubenssätze aufzulösen?"

Wenn Resonanz auftritt, verbinden wir uns durch unser Herz mit dem Potenzial und sagen still: „Danke!"

Die Welle baut sich auf und kollabiert.

Wir wiederholen den Test, ob noch weitere begrenzende Glaubenssätze jetzt aufzulösen sind. Wir wiederholen diesen Test so lange, bis keine Resonanz mehr wahrzunehmen ist.

ARBEIT MIT FRÜHEN TRAUMEN

Wir testen, ob das Thema, an dem wir arbeiten, mit einem traumatischen Ereignis aus früher und frühester Zeit zusammenhängt. Dann testen wir, ob jetzt der richtige Zeitpunkt ist, dieses Thema zu transformieren.

Bei Resonanz verbinden wir uns durch unser Herz mit dem Potenzial und sagen still: „Danke!"

Die Welle baut sich auf und kollabiert.

Wir wiederholen den Test und fragen, ob weitere Traumen, die mit dem Thema zusammenhängen, bestehen und jetzt aufzulösen sind. Wenn ja, wiederholen wir den Ablauf wie vorher.

Wenn bei der Arbeit mit frühen Traumen starke Reaktionen auftreten, gehen wir so vor, wie im Absatz „Sicherheitshinweise" beschrieben.

ARBEIT MIT WEITEREN BLOCKIERUNGEN

Wir testen, ob es weitere Blockierungen jetzt aufzulösen gibt. Es können Reste von Emotionen, begrenzenden Glaubenssätzen und weiteren Traumen sein oder auch Einflüsse aus anderen Dimensionen, von denen wir uns keine Vorstellung machen können. Es ist wichtig, diesem Bereich Raum zu geben. Wir geben diesen Blockierungen aus den uns gegenwärtig unbekannten Dimensionen hiermit die Möglichkeit, durch die Verbindung mit dem Potenzial jetzt aufgelöst zu werden.

Der weitere Vorgang gleicht den vorher beschriebenen Abläufen.

SELBSTANWENDUNG

Wir suchen einen ersten Bezugspunkt und wählen ein Thema.

Wir finden den zweiten Bezugspunkt am Körper oder im Energiefeld (Aura).

Wir formulieren unsere Intention.

Wir fokussieren uns auf beide Punkte gleichzeitig.

Wir verbinden uns durch unser Herz mit dem Potenzial.

Wir sagen still: „Danke!"

Die Welle baut sich auf und kollabiert.

Aufgrund der Verschränkung im Feld (siehe „Bezug zur Quantenphysik") sind wir imstande, mit jedem Lebensalter des Patienten in Kontakt zu treten. Vergangenheit und Gegenwart, auch die Zukunft, ist hier und jetzt zugänglich. In einer psychotherapeutischen Sitzung ist uns der Umstand vertraut, dass es im Unbewussten keine Zeit gibt.

Wir suchen zum Beispiel einen Zeitpunkt, wo die vorhandenen Beschwerden oder das Trauma noch nicht vorhanden waren. Oder wir gehen zum Zeitpunkt des Traumas zurück, um es aufzulösen. Oder wir suchen nach einem Zeitpunkt, der relevant für das jetzige Symptom ist.

Wir suchen den ersten und zweiten Bezugspunkt.

Wir fokussieren uns auf beide Punkte gleichzeitig.

Wir treten durch unser Herz in Kontakt mit dem Potenzial.

Wir zählen laut oder still die Jahre rückwärts. Bei älteren Personen in Fünferblöcken oder Zehnerblöcken. Bei einer Resonanz können wir dann die einzelnen Jahre zurückzählen.

Wir gehen bis zur Geburt und bis in die Zeit im Mutterbauch zurück – bei Personen, die daran glauben, auch in frühere Reinkarnationen.

Bei einer Resonanz denken wir still: „Danke!"

Es können mehrere Zeitreisen notwendig sein.

Wir testen, ob weitere Zeitreisen notwendig sind.

REISEN IN PARALELLUNIVERSEN

Die moderne Physik geht davon aus, dass es nicht nur eine Möglichkeit ist, dass es Paralleluniversen gibt, sondern eine Gewissheit. Stephen Hawking (Hawking, 2010) errechnet in seinem neuesten Buch eine Zahl von 10^{500} Möglichkeiten! Wir können uns vorstellen, dass wir in einer Parallelwelt innerhalb eines Paralleluniversums existieren, wo wir nicht die gleichen Beschwerden haben wie im Hier und Jetzt. Durch eine Reise mittels der Zwei-Punkt-Methode dorthin lassen wir diese Möglichkeit für uns jetzt real werden. Wir nehmen unserer Existenz in der Parallelwelt nichts weg, sondern machen uns nur eine Blaupause von z. B. einer gesunden Schulter, die wir im Hier und Jetzt brauchen.

Vorgang:

Wir suchen die zwei Bezugspunkte. Wir fokussieren uns auf beide Punkte gleichzeitig. Wir verbinden uns durch unser Herz mit dem Potenzial.

Unsere Intention ist, ein relevantes Paralleluniversum zu finden. Wir zählen still oder laut: „Eins, zwei, drei …“, bis eine Resonanz auftritt.

Dann sagen wir still: „Danke!“

Die Welle baut sich auf und kollabiert.

Es kann notwendig sein, mehrere Parallelwelten aufzusuchen. Wir stellen das durch einen Test fest.

SICHERHEITSHINWEISE

Wenn wir den Patienten nach rückwärts fallen lassen und ein Fänger hinter ihm steht, muss der Fänger darauf vorbereitet sein, dass der Patient in Sekundenbruchteilen umfällt. Am schwierigsten ist es, ihn aufzufangen, wenn er nicht nach vorne, zur Seite oder nach rückwärts fällt, sondern zusammensackt.

Die Hände des Fängers sollten sich knapp hinter den Achseln des Patienten befinden, damit er rasch zugreifen kann. Ein Oberschenkel des Fängers sollte angehoben sein, um das Gewicht des Patienten zunächst einmal auffangen zu können.

Bei Patienten, die einmal eine Halswirbelsäulenverletzung erlitten haben, ist beim Rückwärtsfallen auf eine Matte darauf zu achten, dass die Halswirbelsäule beim Umfallen nicht nach hinten überstreckt wird. Besser ist es, mit diesen Patienten im Sitzen zu arbeiten.

Keinesfalls sollte die Patient-Person nach einer Behandlung alleine liegengelassen werden, wie man es bei manchen Demonstrationen in Workshops sieht. Dies ist unverantwortlich und kann Schaden im Sinne einer Retraumatisierung zufügen. Die Patient-Person steht in einer Beziehung zu uns, wir müssen präsent sein und Zuwendung anbieten. Oder es sind, wie bei meinen Erlebnisabenden, Therapeutinnen und Therapeuten zugegen, die die Begleitung der Patienten übernehmen, während ich weiter demonstriere. Es kann sein, dass heftige emotionale oder körperliche Reaktionen erfolgen, die bis zu zwanzig Minuten Zeit zum Ausklingen brauchen.

Wenn wir gezielt an Traumen aus früher oder frühester Zeit arbeiten, aber auch am sogenannten Posttraumatischen Stress Syndrom, ist die Arbeit nur in Zusammenarbeit mit einem ausgebildeten Psychotherapeuten durchzuführen. Die Patient-Person darf das Trauma nicht einfach nochmals durcherleben, sondern braucht ein Neuerleben innerhalb des Schutzes einer therapeutischen Beziehung.

Für Behandler, die keine Ärzte oder Psychotherapeuten sind, ist darauf hinzuweisen, dass es aus rechtlichen Gründen für Behandler ohne Heilbefungnis aufgrund ihres Quellberufes wichtig ist, sich schriftlich bei dem Patienten abzusichern, dass diese Methode keine ärztliche Diagnose und Behandlung ersetzt.

Schlussbemerkungen

Zwei Phänomene finde ich persönlich in der Quantenheilung sehr eindrucksvoll und faszinierend.

Einerseits der überraschend schnelle Eintritt der Wirksamkeit bei körperlichen und seelischen Beschwerden, die mir in der Zeit, wo ich als klinischer Psychopharmakologe, Psychiater und Neurologe tätig war, unmöglich erschienen wäre.

Andererseits das Erklärungsmodell, welches ich aus der Quantenphysik entlehne. Es mag verwirrend, erschreckend und mystisch erscheinen, weil es die materialistischen Erklärungsmodelle unserer Wirklichkeit infrage stellt. Wir stehen buchstäblich nicht mehr mit den Beinen auf festem Boden, sondern fest in der Luft (Materie als leerer Raum). Die Quantenphysik konnte allerdings in ihren Laborexperimenten die Richtigkeit ihrer Annahmen überprüfen.

Ohne die Erkenntnisse der Quantenphysik wäre heute kein Transistor, kein Fernsehen, keine Informationstechnologie, ferner keine MRT (Magnetresonanztomographie), keine PET (Photonenemissionstomographie), aber auch keine Atombombe denkbar.

Dem Argument, dass die Quantenphysik nur auf den Mikrokosmos anwendbar ist, setze ich entgegen, dass es im Makrokosmos den Laser und die Supraleiter gibt, die nur nach den Erkenntnissen der Quantenphysik gebaut werden konnten. Außerdem gibt es immer mehr Annäherungen der im Makrokosmos bestehenden Gesetze (die allgemeine Einsteinsche Relativitätstheorie, die Newtonschen Kräfte der Gravitation) und der im Mikrokosmos gültigen (die Quantentheorie und die Wirksamkeit des elektromagnetischen Feldes). Stephen Hawking nennt sie die M-Theorie. Wir können sie uns wie einen Flickenteppich[18] vorstellen. Dort, wo sich die Stoffstücke durch das Zusammennähen überlappen, stimmt die Theorie für beide Bereiche überein, dann streckenweise wieder nicht.

Heute behandle ich Menschen mit Krebserkrankungen, Parkinson, Arthrosen, Polyneuropathie, Seh- und Hörstörungen, schweren Depressionen, Schlafstörungen und Ängsten, um nur einige Beschwerden aufzuzählen, ohne mich allerdings

[18] Aus vielen kleinen Stoffstücken zusammengenähter Teppich.

in dic schulmedizinische Therapie einzumischen, insofern die Patienten in ärztlicher Behandlung stehen. Früher hätte ich vielen dieser Menschen nur geringe Erfolge auf Besserung ihrer Beschwerden zugestanden. Heute bin ich aufgrund meiner Erfahrungen bereit, „Wunder“ zu erwarten. Immer wieder begegne ich Spontanheilungen, die in der Medizin schon lange bekannt sind, aber aufgrund ihrer Unerklärlichkeit keine Beachtung finden und keine Relevanz zugebilligt bekommen. Durch die Vorstellung, dass es sich bei dem menschlichen Körper nicht nur um feste Materie handelt, sondern um einen Energiefluss in einem elektromagnetischen Feld, ergeben sich völlig neue Perspektiven für Heilung. Wir können uns jede Art von Beschwerden als eine Störung dieses Energieflusses im elektromagnetischen Feld vorstellen.

Einerseits kann diese Störung als eine „Blockierung“ angesehen werden, die den Fluss der Energie behindert. Die Analogie wären die Reichianischen Blockierungen in dem sogenannten Muskelpanzer, den sich der Patient zum Schutz gegen eine feindliche Umwelt zugelegt hat. Jener Panzer, der in der Kindheit als einzige Option zur Hand war, um sich zu schützen und der sich allerdings, wenn er ständig getragen wird, als stark bewegungseinschränkend erweist. Da unser Unbewusstes viele kindliche Erfahrungen speichert, realisiert es oft nicht, dass es als Erwachsener auch andere Möglichkeiten des Schutzes vor Bedrohungen hat – beispielsweise Flucht, die dem Kind, wenn die Bedrohung von einem Elternteil ausging, nicht möglich war.

Eine andere Störung im Fluss des elektromagnetischen Feldes wäre ein „Loch“, ein Fehlen von Struktur, die sich ausgelagert in Superposition, in der Nichtlokalität befindet. Dies würde dem psychologischen Abwehrmechanismus der Vermeidung und Außenprojektion entsprechen, auf die die Gestalttherapie ihren Fokus lenkt. Auch Abspaltungen von frühen und frühesten Emotionen, um sie nicht als vernichtend zu erleben, könnte man unter diesem Begriff subsumieren.

Durch unsere Intention und Verbindung einerseits mit dem Feld des Patienten und dem Potenzial andererseits, bringen wir diese Strukturen mit Wellencharakter wieder als Materieteilchen dort zum Kollabieren, wo sie bei ihrer Flucht das „Loch“ hinterlassen haben.

Diese Sicht, körperliche und seelische Beschwerden als Störungen im Energiefluss des elektromagnetischen Feldes anzusehen, ermöglicht völlig neue Strategien bezüglich einer Besserung oder Heilung von Krankheiten.

Wir können aber nicht Gott spielen, da wir nicht wissen, welche die Funktion das Symptom für die einzelne Person hat. Wir sollen und können nichts erzwingen. Es löst sich immer nur das auf, was der Organismus im Augenblick für sinnvoll erachtet. Als Beispiel möchte ich die Zwangssymptomatik erwähnen, die für die Betroffenen eine starke Belastung darstellt. Wenn wir Druck anwenden, um sie auszulösen, kann darunter eine psychotische Störung zum Vorschein kommen, die bisher von der Zwangssymptomatik überdeckt war. Der Zwang war in diesem Falle ein Schutz vor der Psychose.

Zum Schluss möchte ich sagen, dass es für mich eine entlastende Vorstellung ist, dass nicht ich es bin, der heilt, sondern die Selbstregulation des Organismus. Ich gebe nur durch die Verbindung von mir mit dem Patienten einerseits und dem Potenzial andererseits den Anstoß zur Heilung. In der Medizin finden wir dazu einen Hinweis im zweiten Satz des Hippokratischen Eides: natura sanat. Die Natur heilt (nicht wir). Wir könnten ergänzen: die Natur als Teil der göttlichen Matrix.

Fallbeispiele

Fallbeispiele haben den Zweck, Einsicht in die tägliche Arbeit mit der Quantenheilung zu geben.

Spektakuläre Heilungen, sogenannte Wunder[19], faszinieren am meisten und drängen sich natürlich in meiner Erinnerung in den Vordergrund. Es gibt diese Wunder. Für mich ist jedoch eine Spontanheilung, eine Heilung, die sofort eintritt, jedes Mal ein Wunder. Diese Quantensprünge im Befinden des Patienten machen das Wesen der Quantenheilung aus.

Manchmal gehen Quantenheilungen, bei denen alte Traumen an die Oberfläche gelangen, ohne sofort aufgelöst zu werden, in eine nachfolgende längere Behandlung über.

Grundsätzlich dürfen wir aber auf den sofortigen Eintritt der Wirkung hoffen, da nach den Regeln der Quantenphysik der Impuls nichtlokal und ohne zeitliche Verzögerung eintritt. Seltener tritt der Erfolg innerhalb von drei Stunden bis zu drei Tagen nach der Behandlung ein. Stellen wir uns vor, dass durch die Behandlung der Anstoß zur Produktion von benötigten Proteinen erfolgte. Die Gene produzieren jetzt zum Beispiel die notwendigen Abwehrkörper bei einer Infektion oder einer malignen Erkrankung. Diese Produktion braucht Zeit, bis ausreichend Abwehrkörper vorhanden sind, ebenso bei einer degenerativeren Erkrankung, wo neue Zellen nachgebildet werden müssen. Auch hier stoßen wir durch den Heilvorgang einen Regenerationsprozess an. Dieser muss eine Zeit lang laufen, bis genug neue Zellen nachgebildet worden sind, um einen wahrnehmbaren Effekt herzustellen.

---

19 Einstein: Das Wundern scheint dann aufzutreten, wenn ein Erlebnis mit einer in uns hinreichend fixierten Begriffswelt in Konflikt kommt. Wenn ein solcher Konflikt hart und intensiv erlebt wird, dann wirkt er in entschiedener Weise zurück auf unsere Gedankenwelt. Die Entwicklung dieser Gedankenwelt ist in gewissem Sinn eine beständige Flucht aus dem „Wunder". (Grössing, 1993)

Ich behandle in der Regel meine Patienten öfters als einmal, abhängig vom Fortschritt der Behandlung auch in größeren Abständen von einigen Wochen. Natürlich gibt es Patienten, die keine sichtbare Wirkung nach der Behandlung aufweisen. Dies bestätigt meine Annahme, dass es keinen Stein der Weisen gibt, mit dem man alle Krankheiten gleich gut behandeln kann.

Andererseits muss ich bemerken, dass es sich dabei um Ausnahmen handelt. Warum dem so ist, darüber kann ich nur Vermutungen anstellen. Vereinfacht könnte man sagen, es geht nur das, was im Augenblick geht. Das bedeutet aber auch, dass es möglich ist, ein anderes Mal an dem Thema zu arbeiten, bei dem heute keine Resonanz stattfindet. Dafür können wir vielleicht jetzt an einem anderen Thema arbeiten. Es kann auch sein, dass ein anderer Behandler, eine andere Behandlerin eher für die Heilung geeignet ist. Es gibt persönliche Unverträglichkeiten, die tiefenpsychologisch oder somatisch erklärbar sind. Ich denke dabei an negative Übertragungen, die aus Kindheitstraumen stammen. Oder an die unbewusst wahrgenommenen Geruchsbotenstoffe, die wir als Menschen austauschen. Diese Faktoren, die der Heilung im Wege stehen, können vielleicht analysiert werden, oder man kommt nie darauf, woran es gelegen ist.

Auf eine wichtige Behandlungsmöglichkeit möchte ich aber besonders hinweisen, nämlich auf die Selbstbehandlung. Jeder von uns kann die Quantenheilung bei sich selbst anwenden. Ich habe wichtige Erfahrungen bei der Selbstanwendung an mir selbst gemacht. Durch Reisen in Parallelwelten und durch die Bitte um Beistand durch geistige Helfer habe ich erreicht, dass meine häufigen Rücken- und Kopfschmerzen nur mehr selten auftreten und mein erhöhter Blutdruck sich stark gebessert hat. Deshalb habe ich im Kapitel über den praktischen Ablauf einer Behandlung alles so detailliert beschrieben, damit viele Leser meines Buches und Teilnehmer meiner Seminare, unabhängig von äußeren Umständen, die Quantenheilung an sich selbst anwenden können. Ich sehe meine Aufgabe darin, mein Wissen an möglichst viele Menschen weiterzugeben – im Gegensatz zu einer mittelalterlichen Universität, wo der Professor jemand war, der als einziger das Buch besaß, aus dem er vorlas. Dadurch blieb dieses Wissen auf wenige beschränkt.

Wenn wir uns vertrauensvoll mit dem Potenzial, der göttlichen Matrix verbinden, stehen uns alle Möglichkeiten der Heilung zu Verfügung. Für uns sind dann diese Heilungen, da sie reproduzierbar sind, keine Wunder mehr.

Fallbeispiel 1

Ein guter Freund, ein praktischer Arzt, kam mit seiner Familie zu Besuch. Wir plauderten über meine Erfahrungen mit der Quantenheilung und er wurde neugierig, diese Erfahrung an sich selbst kennenzulernen. Er und seine Frau gingen mit mir in mein Behandlungszimmer. Als erstes arbeiteten wir an Beschwerden an seinem rechten Handgelenk, das er seit einiger Zeit nicht ohne Schmerzen bewegen konnte. Diese traten besonders beim Spielen der E-Gitarre auf. Nach der Behandlung erwiesen sich die Beschwerden um 90 % gebessert. Als nächstes arbeiteten wir an seinen, im Augenblick akuten Rückenschmerzen. Nach zwei starken Reaktionen, bei denen er nach rückwärts auf die Couch fiel und dabei von mir aufgefangen wurde, waren die Rückenschmerzen weg. Wir gingen essen und während des Kauens bemerkte mein Freund, er verstehe nicht, wieso er nicht daran gedacht hätte, dass er seit drei Tagen an anhaltenden Zahnschmerzen leide. Ob es wohl möglich wäre, nochmals eine Behandlung durchzuführen? Wir unterbrachen das Essen und gingen in meine Praxis hinüber. Nach einem weiteren Umfallen und dem augenblicklichen Verschwinden des starken Schmerzes bemerkte mein Freund trocken: „Morgen sperre ich meine Praxis als Allgemeinmediziner zu!"

Fallbeispiel 2

Ein Patient, der wegen einer Schwierigkeit in seinem Berufsleben bei mir seit einiger Zeit in psychotherapeutischer Behandlung stand, berichtete über zunehmende Schmerzen im rechten Knie. Dies würde es ihm unmöglich machen, seinen Lieblingssport, das tägliche Joggen, weiter auszuüben. Röntgenologisch hatten die Ärzte mittels bildgebender Verfahren Veränderungen in seinem Knie festgestellt und zu einer Operation geraten. Ich gehe bewusst hier nicht auf medizinische Details ein, weil sie für die Heilung irrelevant sind. Ob es sich um Knorpelschädigungen, Arthrosen, oder Verletzungen des Bandapparates handelt, ist für die Art meiner Herangehensweise nicht von Bedeutung. Ich beziehe mich nicht auf Diagnosen, sondern auf subjektive Beschwerden. Ich muss allerdings gestehen, dass dies für mich als gelernter Schulmediziner manchmal schwierig ist.

Ich entschloss mich für eine Änderung des Settings und bat meinen Patienten, sich vor die Liege zu stellen. Ich arbeitete mit der Zwei-Punkt-Methode an ihm, wobei er die Augen geschlossen hielt. Den ersten Punkt fand ich an seiner linken, verspannten Schulter, den zweiten in seiner Aura auf der Höhe der Stirn. Nach dem Formulieren meiner Intention, das Knie möge wieder frei beweglich und schmerzfrei sein, verband ich mich innerlich mit dem Potenzial. Der Patient fiel auf die Liege und blieb dort eine Zeitlang liegen. Nach dem Aufstehen überprüfte er sein Knie. Die Schmerzen waren verschwunden. Als er mich fragte, wann er wieder versuchen könne zu joggen, meinte ich: „heute Nachmittag!" Er war etwas skeptisch, berichtete mir aber bei unserer nächsten Sitzung, dass er seit Wochen zum ersten Male wieder beschwerdefrei laufen konnte. Das ist jetzt einige Monate her und die Kniebeschwerden sind nicht mehr aufgetreten. Ich brauche nicht zu erwähnen, dass er die vorgeschlagene Operation nicht durchführen ließ.

Fallbeispiel 3

Eine 56-jährige Frau kam auf Empfehlung zu mir, da sie unter einer starken halbseitigen Parkinsonerkrankung litt. Die Neurologie versteht darunter eine Bewegungsarmut, ein Zittern und eine Steifigkeit in den großen Gelenken. Sie war früher sehr gerne in der Natur spazieren gegangen, konnte jedoch durch die Bewegungseinschränkung nur noch kurze Strecken gehen.

Bei der Behandlung machten wir unter anderem eine Zeitreise in ein Lebensalter, wo die Erkrankung noch nicht bestanden hatte. Nach dem Umfallen ging ich nochmals in ihrem Leben zurück, um zu sehen, ob noch andere relevante Faktoren, wie Lebenskrisen und frühe Traumen, mitverantwortlich für die jetzige Krankheit wären. Noch einige Male kam es zu einer starken Reaktion, bei der die Patientin umfiel.

Sie lag danach etwa zwanzig Minuten stark zitternd auf meiner Liege und hatte heftige emotionale Reaktionen. Während dieser Zeit begleitete ich sie psychotherapeutisch. Nach weiteren zwei Sitzungen berichtete sie mir, dass sie bereits eine Bergwanderung gemacht hätte, weil sich ihre Bewegungsarmut deutlich gebessert hätte. Derzeit stehen andere Beschwerden im Vordergrund, derentwegen ich die Patientin von Zeit zu Zeit sehe. Der Vollständigkeit halber möchte ich erwähnen, dass ich der Patientin nicht geraten habe, ihre Medikation, die sie von einem anderen Neurologen wegen des Parkinsonsyndroms verschrieben bekommen hatte, abzusetzen.

Dies ist grundsätzlich meine Vorgehensweise. Auch bei Krebspatienten mische ich mich nicht in die klinische Behandlung ein, rate nicht Medikamente abzusetzen oder die ärztliche Behandlung abzubrechen. Falls sich die Beschwerden radikal ändern, ändern die Patienten und/oder die Ärzte ohnehin die Behandlung.

Fallbeispiel 4

Eine Patientin, die wegen einer Brustkrebserkrankung bei mir in psychoonkologischer Behandlung steht, klagt über starke Schmerzen in den großen Gelenken und im Bereich des Rippenbogens, die in zeitlichem Zusammenhang mit einer bestimmten Medikation auftraten, die ihr vom behandelnden Arzt verordnet worden war. Die Beschwerden waren als Nebenwirkungen auch im Beipacktext beschrieben. Da der Onkologe auf die Einnahme der Tabletten bestand, arbeiteten wir mit Quantenheilung an den subjektiven Beschwerden. Nach einem zweimaligen „Wellenkollaps" verschwanden die Schmerzen im Bereich der Gelenke und des Rippenbogens für einige Wochen, um dann wiederzukehren. Die Patientin nimmt weiterhin ihr Medikament ein. Nach einer neuerlichen Behandlung durch mich verschwanden die Schmerzen wieder augenblicklich und blieben wieder etwa zwei Wochen lang aus.

Grundsätzlich zeigen sich die raschesten Erfolge bei akuten Schmerzen, die meist augenblicklich bei der Behandlung verschwinden.

Fallbeispiel 5

Eine Patientin steht wegen rezidivierenden depressiven Episoden bei mir in psychotherapeutischer Behandlung. Durch ein Rezidiv kam es zu einer dramatischen Verschlechterung. Da die Patientin bereits in der Vergangenheit mehrere Selbstmordversuche unternommen hatte, wurde sie von einem psychiatrischen Kollegen auf fünf verschiedene Psychopharmaka eingestellt.

Wenn ich psychotherapeutisch arbeite, verordne ich nicht gerne selbst Medikamente. Die Verschreibung ist eine direktive Handlung. Was ich damit meine, möchte ich an folgendem Beispiel deutlich machen. Wenn ein Patient fragt, wie oft er sein Medikament nehmen soll, sagt der Arzt vielleicht: „Nehmen Sie vom ersten Medikament eine Tablette am Abend und vom zweiten drei Mal täglich eine." Wenn der Patient die gleiche Frage einem nicht direktiv handelnden Psychotherapeuten stellt, wird dieser wahrscheinlich antworten: „Warum stellen Sie mir diese Frage?"

Trotz der hohen Medikation von Psychopharmaka änderte sich außer einer Besserung der Schlafstörung bei der Patientin zwei Monate lang nichts. Am schlimmsten waren für die Patientin die Morgenstunden. Sie konnte vor Mittag das Bett nicht verlassen, erst gegen Abend wurden ihre Depressionen besser.

Ich entschloss mich, auch bei dieser Patientin mein Setting zu ändern und schlug ihr eine Quantenheilung vor. Wir arbeiteten an diesem Abend, an dem es ihr wie an jedem Tag etwas besser ging, über zwanzig Minuten konzentriert an verschiedenen Themen mittels der Zwei-Punkt-Methode. Auffallend war, dass die Patientin als Reaktion auf den Wellenkollaps nicht umfiel, sondern stark schwankte und heftige emotionale Ausbrüche hatte. Ich ließ sie anschließend hinlegen und sie brauchte noch etwa zwanzig Minuten, bis die Gefühlsausbrüche abebbten. Zum Ende der Sitzung fragte sie mich: „Wann glauben Sie, dass ich mit einer Besserung meiner Beschwerden, vor allem vormittags, rechnen kann?" Spontan, aus einer Intuition heraus, antwortete ich ihr: „Morgen früh!"

Und so geschah es auch. Am nächsten Tag war die Depression wie weggeblasen. Der Psychiater, der die Medikation verordnet hatte, begann die Tabletten zu reduzieren, worauf es noch einmal für zehn Tage zu einer leichten Verschlechterung kam. Dann aber verschwanden die Symptome ganz.

Fallbeispiel 6

An einem Erlebnisabend, wo ich eine Einführung in die Methode der Quantenheilung gab, war auch ein kleines Mädchen im Alter von acht Jahren mit ihrer Mutter anwesend. Nach einigen Demonstrationen mit Teilnehmern aus dem Zuschauerraum meldete sie sich spontan, um auch behandelt zu werden. Auf meine Frage, was sie sich denn wünsche, sagte sie mit deutlich verstopfter Nase: „Meinen Schnupfen loswerden!“ Nachdem sie bei der Behandlung in die Arme ihrer Mutter gefallen war, blieb sie lachend einige Minuten liegen und wiederholte immer wieder die Worte: „Mir geht es gut!“ Bei der Beendigung der Behandlung fragte ich sie, wie es ihr denn jetzt mit ihrem Schnupfen gehe – sie antwortete lachend: „Meine Nase ist frei! Meine Nase ist frei!“

Dieses Lachen nach oder während der Behandlung geschieht häufig, besonders bei Demonstrationen, und wirkt natürlich ansteckend. Manchmal liegen die Patienten Minuten lang auf der Matte und können, so wie das Auditorium und oft auch ich, nicht aufhören zu lachen.

Fallbeispiel 7

Eine Patientin kam mit der Diagnose Brustkrebs in meine Praxis. Der Tumor in ihrer linken Brust war bereits so groß geworden, dass die Ärzte nicht operieren wollten. Sie machten den Vorschlag, den Tumor durch eine Chemotherapie zunächst so weit zu verkleinern, dass er anschließend leichter operierbar wäre. Sie bereiteten die Patientin auch darauf vor, dass sie ihre Brust verlieren würde. Unsere gemeinsame Intention bei der Quantenheilung war es, dass der Tumor verschwinden und die Lymphknoten frei von Metastasen sein sollten.

Wir vereinbarten einmal wöchentlich insgesamt fünf Sitzungen, da ich anschließend nach Brasilien fuhr, um dort mein Buch fertigzustellen. Zu diesem Zeitpunkt war auch der Operationstermin vereinbart.

Bei meiner Rückkehr nach Österreich versuchte ich die Patientin vergeblich telefonisch zu erreichen. Einige Tage später rief sie mich von selbst an und berichtete mir von der Operation. Bei dieser konnten die Ärzte keinen Tumor mehr feststellen. Die Patientin konnte ihre Brust behalten. Es wurden ihr allerdings neun verdächtige Lymphknoten aus der Achselgegend entnommen, die sich aber bei der anschließenden histologischen Untersuchung als völlig gesund erwiesen.

Anhang

Meditation des Herzens

Nimm dir für diese Meditation, die dich zu innerem Frieden, innerer Freude und der Kraft des Heilens führt, etwa 15 Minuten Zeit.

Setze dich bequem hin und schließe die Augen.

Stell dir vor, dass sich am Scheitel deines Kopfes ein durchsichtiges, rundes Glasgefäß befindet, welches eine kleine Öffnung nach oben aufweist.

Dieses Gefäß ist mit einer Flüssigkeit gefüllt. Nimm die Farbe dieser Flüssigkeit wahr.

Beobachte, wie sich dieses Gefäß langsam mit einer hellblauen Flüssigkeit füllt, welches die Farbe der bisherigen Flüssigkeit verändert, bis das Innere dieses Gefäßes rein blau erstrahlt.

Stelle dir vor, dass sich in der Höhe der Mitte der Stirne im Inneren des Körpers ein weiteres Glasgefäß befindet. Auch dieses ist mit einer Flüssigkeit gefüllt. Welche Farbe hat diese Flüssigkeit?

Es besteht eine Verbindung vom Scheitelgefäß zu dem Stirngefäß, durch die die blaue Flüssigkeit hinunter zu fließen beginnt, solange, bis auch dieses Gefäß ganz mit strahlend hellblauer Flüssigkeit gefüllt ist.

Gehe jetzt mit deiner Aufmerksamkeit weiter hinunter zu einem Glasgefäß auf der Höhe des Halses im Inneren deines Körpers. Auch dieses Gefäß ist mit einer Flüssigkeit gefüllt. Nimm die Farbe dieser Flüssigkeit wahr.

Es besteht eine Verbindung vom Stirngefäß zum Halsgefäß, durch die die blaue Flüssigkeit hinunterzufließen beginnt, bis sich auch in diesem Gefäß nur mehr strahlend blaue Flüssigkeit befindet.

Gehe mit deiner Aufmerksamkeit weiter hinunter zu einem weiteren Glasgefäß auf der Höhe des Herzens im Inneren deines Körpers.

Auch dieses Gefäß ist mit einer Flüssigkeit gefüllt. Welche Farbe hat diese Flüssigkeit?

Auch hier besteht eine Verbindung vom oberen Halsgefäß zum Herzgefäß und füllt dieses langsam mit der hellblauen Flüssigkeit, bis auch dieses Gefäß ganz damit erfüllt ist.

Verweile einen Augenblick und spüre die Verbindung deines Herzens mit den Herzen aller Menschen auf diesem Planeten. Diese Verbindung reicht noch weiter bis zu allen Planeten und Sonnen in diesem Universum.

Diese Verbindung, die alles mit allem verbindet, ist die Kraft des Heilens.

Gehe nun mit deiner Aufmerksamkeit tiefer zum nächsten Glasgefäß in der Höhe des Sonnengeflechts im Oberbauch deines Körpers.

Auch dieses Gefäß ist mit einer Flüssigkeit gefüllt. Welche Farbe hat diese Flüssigkeit?

Es besteht eine Verbindung vom Herzgefäß zum Gefäß in der Höhe des Sonnengeflechts, durch die die blaue Flüssigkeit langsam nach unten fließt und es mit der hellblauen Flüssigkeit ganz ausfüllt.

Gehe mit deiner Aufmerksamkeit tiefer zu einem nächsten Gefäß in der Höhe des Beckens.

Auch dieses Gefäß ist mit einer Flüssigkeit gefüllt. Welche Farbe hat diese Flüssigkeit?

Es besteht eine Verbindung vom Gefäß in der Höhe des Sonnengeflechtes zu diesem unteren Gefäß, durch die die blaue Flüssigkeit langsam nach unten fließt und es langsam mit der hellblauen Flüssigkeit füllt, bis auch dieses Gefäß ganz damit erfüllt ist.

Zuletzt wandert deine Aufmerksamkeit zu einem Glasgefäß am Ende unserer Wirbelsäule.

Auch dieses Gefäß ist mit einer Flüssigkeit gefüllt. Welche Farbe hat diese Flüssigkeit?

Wiederum besteht eine Verbindung vom darüberliegenden Glasgefäß in das untere Gefäß und füllt dieses langsam mit der hellblauen Flüssigkeit, bis dieses Gefäß auch ganz damit erfüllt ist.

Beobachte nun deine Atmung.

Sie besteht aus drei Phasen: Einatmen, Ausatmen, Pause.

Bei jedem Einatmen ziehst du nun die Luft bis in das unterste Glasgefäß hinunter.

Bei jedem Ausatmen pumpst du die blaue Flüssigkeit durch alle miteinander verbundenen Glasgefäße hinauf bis zu deinem Scheitel.

Sie spritzt dort wie bei einem Walfisch durch die Öffnung hinaus und verwandelt sich in eine goldene Flüssigkeit, die nun überall an der Außenfläche deines Körpers hinunter fließt.

Nimm dir für diese Wahrnehmung einige Minuten Zeit.

Dann öffne langsam die Augen und beobachte, wie du dich jetzt fühlst.

Nimm dieses Gefühl mit in deinen Alltag hinein.

Sterne-Meditation

Schließe deine Augen.

Stell dir vor, du liegst in einer lauen Sommernacht auf einer Wiese und blickst in den sternenklaren Himmel. Abertausende Sterne funkeln und dein Blick in diese unendlichen Weiten erzeugt, wie schon so oft, ein Gefühl des Staunens und der Bescheidenheit bezüglich deiner eigenen Existenz im Anblick dieser unendlichen Weiten.

Du spürst die Bereitschaft in dir, etwas zu empfangen. Der Mond ist auch da, voll und klar, und du schaust ihn einfach an. Fühle die Resonanz in deinem Körper bei diesem Anblick und verweile still in diesem Schauen und Fühlen.

Suche nun den nächsten stark leuchtenden Stern am Nachthimmel, der deine Aufmerksamkeit auf sich zieht. Er strahlt und funkelt zu dir aus unendlicher Ferne. Es wird ruhiger in dir und etwas in deinem Inneren beginnt sich zu öffnen. Es ist dein persönlicher Stern, den du gerade entdeckt hast, und du bist bereit, seine Botschaft zu empfangen.

Es ist die Stille und der Frieden des Sternenlichtes, das in Verbindung mit der Stille und dem Frieden in deinem Inneren tritt.

Beobachte mit deinen Augen jetzt den Raum zwischen dem Mond und deinem Stern. Es ist dort dunkel, still und leer. Scheinbar ist dort Nichts.

Trete nun mit diesem Nichts in Verbindung. Dieses Nichts, wir nennen es auch die göttliche Matrix, ist die stärkste Kraft im Universum, die alles gebiert und alles mit allem verbindet.

Die Matrix verbindet dich im Augenblick mit allen Menschen auf diesem Planeten, und diesen Planeten mit allen Planeten in diesem Sonnensystem. Unsere Sonne, ein Stern unter Millionen anderen Sternen, ist selbst mit allen diesen Sternen unserer Galaxie durch die Matrix verbunden. Unsere Galaxie steht ihrerseits mit Millionen anderen Galaxien in diesem Universum in Verbindung.

Fühle einige Augenblicke lang weiter die Verbundenheit von dir mit der Unendlichkeit, während du mit den Augen in die Schwärze des Nachthimmels blickst.

Speichere dieses Gefühl in dir.

Öffne langsam die Augen und bleib dennoch weiter mit diesem besonderen Gefühl verbunden, welches du beim Anblick des Himmels empfunden hast.

Es ist dieses Gefühl der Unendlichkeit, auf welches wir uns während der Quantenheilung beziehen, wenn wir uns an den Anblick des Nichts erinnern und uns mit ihm in Verbindung setzen.

Literatur

Bartlett, Richard: *Matrix Energetics – Die Kunst der Transformation: Radikale Veränderung mit der Zwei-Punkt-Methode.* Kirchzarten, Vak, 2009.

Behrendt, Joachim Ernst: *Das dritte Ohr: Vom Hören der Welt.* Reinbeck, Rowohlt; 1985.

Bolen, Peter: *Emotionale Reintegration: der sanfte Weg.* Paderborn, Junfermann, 2006.

Breuer, Reinhard (Hg.): *Immer Ärger mit dem Urknall. Das kosmische Standardmodell in der Krise.* Reinbeck, Rowohlt Taschenbuchverlag, 1993, S. 41

Close, Frank: *Das Nichts. Die Suche nach dem Vakuum und die Entwicklung der Quantenphysik.* Heidelberg, Spektrum Akademischer Verlag, 2009, S. 63

Emoto, Masuro: *Wasser und die Kraft des Gebetes.* Burgrain, Koha, 2010.

Goswami, Amit : *Das bewusste Universum.* Stuttgart, Lüchow, 2007. S. 43, 279 ff.

Grössing, Gerhard: *Das Unbewusste in der Physik. Über die objektalen Bedingungen naturwissenschaftlicher Theoriebildung.* Wien, Turia & Kant, 1993. S. 126 ff.

Hawking, Stephen: *Der große Entwurf,* Reinbeck, Rowohlt , 2010. S. 119

Kinslow, Frank: *Quantenheilung: Wirkt sofort – und jeder kann es lernen.* Kirchzarten, Vak, 2010.

Laplanche, J. & Pontalis, J. B.: *Das Vokabular der Psychoanalyse.* Frankfurt/Main, Suhrkamp, 1996.

Lipton, Bruce H.: *Intelligente Zellen.* Burgrain, Koha, 2009.

Perls, Frederick S.: *Gestalt Therapie in Aktion.* Stuttgart, Klett Cotta. 2002. Engl. Erstausgabe: *Gestalt Therapy Verbatim.* Lafayette, 1967.

Poponin, Vladimir: *The DNA Phantom Effect: Direct Measurement of A New Field in the Vacuum Substructure.* Boulder Creek, 1995.

Prigogine, Ilya: *Vom Sein zum Werden.* Zürich, Piper. 1992. S. 117 ff.

Reich, Wilhelm: *Die Entdeckung des Orgons. Die Funktion des Orgasmus.* Frankfurt/ Main, Fischer Taschenbuchverlag, 1977. S. 200

Rumi, Dschalaluddin: *Traumbild des Herzens.* Zürich, Manesse, 2005.

Sheldrake, Rupert: *Das schöpferische Universum.* München, Meyster, 1984.

Sheldrake, Rupert, McKenna, Ternece, Abraham, Ralf: *Denken am Rande des Undenkbaren.* Bern, München, Wien, Scherz, 1993.

Staemmler, Frank-M. und Bock, Werner: *Neuentwurf der Gestalttherapie. Ganzheitliche Veränderung im therapeutischen Prozess.* München, Pfeiffer, 1987.